河南省科学技术协会科普出版资助·科普中康书系

孕期健康管理
那些事儿

李 昊 武海英 ◎ 主编

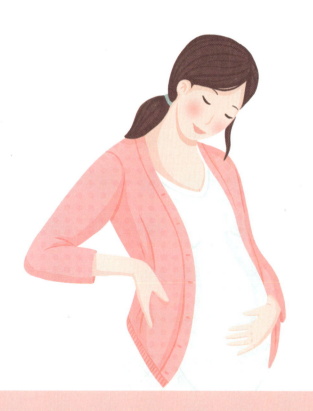

郑州大学出版社

图书在版编目（CIP）数据

孕期健康管理那些事儿／李昊，武海英主编.

郑州：郑州大学出版社，2024. 8. -- ISBN 978-7-5773-0588-2

Ⅰ. R715.3

中国国家版本馆 CIP 数据核字第 20242CS527 号

孕期健康管理那些事儿
YUNQI JIANKANG GUANLI NAXIE SHI'ER

策划编辑	张 霞	封面设计	王 微
责任编辑	张 霞　胡文斌	版式设计	王 微
责任校对	张 楠	责任监制	李瑞卿

出版发行	郑州大学出版社	地　址	郑州市大学路 40 号（450052）
出 版 人	卢纪富	网　址	http://www.zzup.cn
经　销	全国新华书店	发行电话	0371-66966070
印　刷	河南瑞之光印刷股份有限公司		
开　本	710 mm×1 010 mm　1／16		
印　张	10.5	字　数	168 千字
版　次	2024 年 8 月第 1 版	印　次	2024 年 8 月第 1 次印刷

书　号	ISBN 978-7-5773-0588-2	定　价	68.00 元

编委名单

主　编　李　昊　武海英

副主编　王　莉　陈　睿　刘　侃　李　涛

　　　　林明媚　张丽芳　孙普英

编　委　（按姓氏笔画排序）

　　　　王向宇　王秋明　王焕萍　牛蕾蕾

　　　　孔凡静　闫　珺　李文强　宋婉玉

　　　　张文稳　陈　娟　武文娟　周丽萍

　　　　赵　琳　祝　参　耿嘉瑄　候巧芳

　　　　徐亚辉　陶　涛　梁　菲　梁明钰

序 言

人勤春来早，功到秋华实。经过紧张的筹备、撰写、修改，2024年盛夏，我们精心编写的科普《孕期健康管理那些事儿》就要出版了。回首感触良多，谨以此言作序。

妇女是国家生产力的组成部分，同时也承担了繁衍后代的使命和保障家庭健康的社会责任。全面三胎政策的实施，高龄及高危孕产妇明显增多，发生妊娠合并症、并发症及出生缺陷的风险明显增大。当前，人民群众对健康、优生优育的需求越来越高，但也存在育龄夫妇对怀孕分娩未知和恐惧的情况。

我们组织编写此书的目的，正是针对这一问题。本书内容包含从孕前的如何检测排卵、男士如何备孕等，到孕早、中、晚期的各种保健和风险防控等。此外，针对当前大家所关心的不孕不育问题，我们还特意添加了较新的辅助生殖技术相关知识。整本书力求内容详实、话题生动、简明扼要、通俗易懂。

相信通过对此书的阅读，能让正在对怀孕分娩彷徨的育龄女性明了释然，尽早下定积极备孕的勇气；让正在妊娠的育龄夫妇正确理解妊娠的各个阶段，互相配合、顺利健康地完成分娩；也让正面对怀孕困难的家庭，了解并选择适宜的辅助生殖技术，重拾对未来美满幸福生活的希望。

最后，作为一群从事并热爱产科的医生们，我们谨以一句话与诸位喜欢此书的读者们共勉：无论如何，我们保持热爱，我们肝胆相照，我们勇往直前，我们在您奔赴幸福的路上！

编者

2024 年 6 月

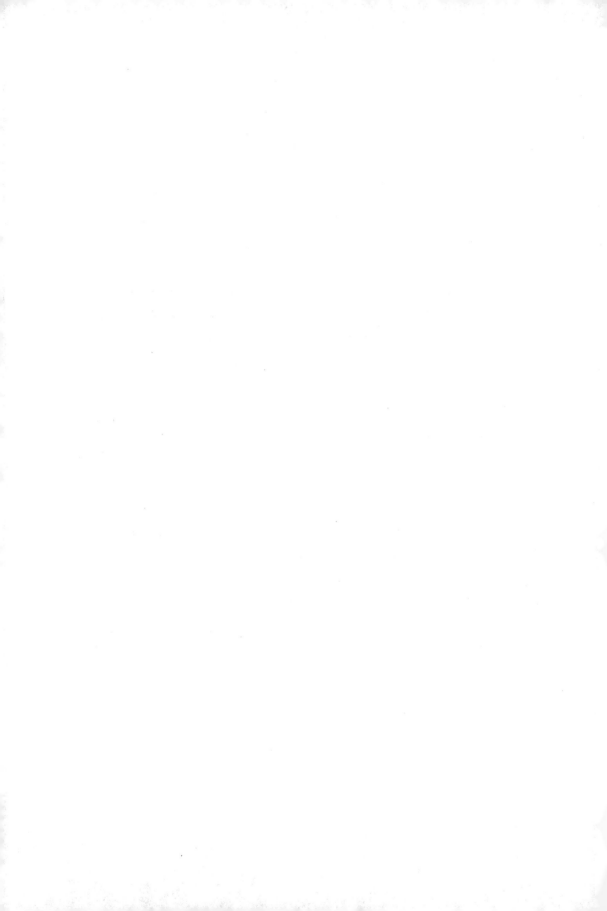

目　录

▶ **第五部分　孕期门诊常见问题** ◀

第一部分

孕　前

一、女性生殖系统

如果想成功地孕育一名健康的宝宝,那么女性生殖系统的完整和健康就是这件事的基础,这个宝贝工厂通过各"部门"的完美配合,实现健康宝宝的出生。那么,这个宝贝工厂都有哪些部门? 它们是如何协作的呢?

(一)子宫

子宫是女性生殖系统的重要组成部分,它是一个位于骨盆内的器官,负责孕育和保护胎儿。子宫的形状像一个倒置的梨,由子宫颈、子宫体和子宫底三部分组成。子宫颈连接阴道,子宫体是胎儿生长和发育的地方,而子宫底的两侧通过伸出的两根输卵管来连接卵巢。

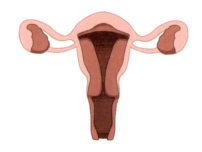

(二)卵巢

卵巢是女性的生殖腺,位于子宫的左右两侧,负责产生卵子和分泌女性激素(如雌激素、孕激素和少量雄激素)。卵巢周期性地产生卵子,并调节激素水平以维持女性的正常月经。

(三)阴道

阴道是女性生殖器官的另一部分,它是一个管道,连接子宫和外阴。阴道在性交、月经和分娩中起到重要作用。它也与维持女性健康有关,因为它是细菌和其他微生物的自然栖息地,有助于维持身体的微生态平衡。

(四)女性生殖系统的保健

1.保持健康的生活方式:均衡饮食,适当运动,充足的睡眠,都对维持女性生殖系统的健康有益。尽量避免吸烟和过度饮酒。

2.定期进行妇科检查:定期进行妇科检查可以及早发现潜在的健康问题。医生会进行身体检查,询问健康问题,并进行必要的实验室检查。

3.预防感染:保持外阴区域的清洁和干燥是预防感染的关键。定期更换内衣,有助于减少感染的风险。

4.避免过度压力:长期的精神压力可能对女性的生殖系统产生负面影响。寻找适合自己的应对压力的方法,如锻炼、冥想或与朋友交流等,有助于缓解压力。

5.保持性健康:了解自己的身体和性需求,与伴侣进行开放和坦诚的沟通,有助于维护性健康。如果有任何性健康问题或疑虑,应该寻求专业医生的建议。

6.合理使用激素替代疗法:如果医生建议使用激素替代疗法来改善更年期症状或调节内分泌,应遵循医生的建议。在使用过程中如有任何不适或疑虑,应立即告知医生。

7.关注月经周期:月经周期的规律性是女性生殖系统健康的一个重要指标。如果月经周期出现异常(如出血量过多或过少、周期过长或过短等),应及时就医检查。

8.注意营养补充:适量的蛋白质、维生素和矿物质的摄入对女性的生殖系统健康非常重要。合理饮食有助于预防贫血等疾病,维持内分泌平衡。

9.预防骨质疏松症:保持适当的骨密度对于维护女性生殖系统健康至关重要。骨质疏松症是一种常见的骨骼疾病,可以通过饮食、锻炼和补充钙和维生素 D 等措施来预防。

10.定期进行乳腺检查:乳腺是女性生殖系统的一部分,定期进行乳腺检查有助于及早发现乳腺癌等疾病。医生会建议何时进行乳腺检查以及如何自我检查乳腺。

二、生命的起点——受精卵

　　宝宝的诞生是生命的奇迹,对于这个神奇的过程,相信每个人都充满了好奇。那我们就来介绍一下精子和卵子的"罗曼蒂克史"。

(一)受精的概述

　　受精卵是生命形成的起点,受精是指精子与卵子结合,形成受精卵的过程。这个过程是生物界中新生命诞生的必经之路,也是理解生命起源和演化的关键环节。

(二)精子和卵子的特点与功能

　　精子是男性生殖细胞,它具有尾巴和头部,能够游动。头部包含着精子的遗传物质,尾巴则提供动力。卵子是女性生殖细胞,它是女性体内最大的细胞。这两种细胞的结合,为新生命的诞生提供了必要的物质基础。

(三)受精的过程

　　受精过程中,精子与卵子结合形成受精卵。这个过程涉及复杂的生物化学反应和细胞结构变化。首先,精子通过尾部的摆动向卵子移动,然后头部与卵子的外壳结合。接着,精子和卵子的内部结构开始融合,形成一个新的细胞,这就是受精卵。这个过程标志着新生命的开始。

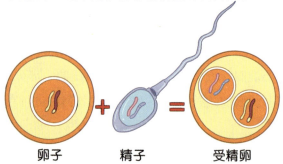

卵子　　　　　精子　　　　　　受精卵

(四)受精后胚胎的发育与变化

受精后,受精卵经过多次分裂和分化,形成胚胎。胚胎发育的过程中,细胞通过不同的基因表达调控,形成不同的组织和器官。这些组织和器官在发育过程中相互作用,最终形成完整的生物体。

受精卵包含父母双方的遗传信息,这些信息在胚胎发育过程中被表达和传递,决定了未来宝宝的各种特征。这些遗传信息储存在 DNA(脱氧核糖核酸)中,并在胚胎发育过程中逐步表达和传递给子代细胞。这些遗传信息不仅决定了生物体的外貌特征和生理功能,还决定每个个体的特点。

(五)影响受精过程的因素

环境因素可以对受精过程产生影响,如温度、化学物质等。了解这些因素对优生优育具有重要意义。例如,高温或过酸的环境可能会影响精子和卵子的活性,从而影响受精成功率。此外,化学物质如农药、重金属、酒精等也可能会对受精过程产生负面影响。因此,创造一个适宜的环境对于生命的形成至关重要。

(六)受精技术及其应用

随着科技的发展,现代生物学技术可以人工控制受精过程,如试管婴儿技术。这些技术对于治疗不孕不育、保护生殖健康具有重要意义,它可以帮助那些自然受孕困难的人群实现生育梦想。此外,通过冷冻卵子和精子等技术,人们可以保存生育能力,以便在未来使用。

三、生命的摇篮——子宫

子宫是女性身体中承载生命的器官,也被称为"生命的摇篮"。子宫是孕育胎儿的所在地,也是产生月经的地方。所有的女性都拥有它,却又对它知之甚少,那我们就来说说这位最熟悉的陌生人。

(一)子宫的结构

它是一个位于盆腔内的器官,形状像一个倒置的梨形容器,向上延伸于膀胱和直肠之间。子宫主要由3层组织构成:内膜、肌层和浆膜。内膜是子宫内膜中最内层,它的厚度每个月都会随着月经周期的变化增减。如果没有受精卵着床,内膜会在月经开始时被排出体外。肌层是子宫中最厚的一层,主要由平滑肌细胞组成,它们在分娩期间发生收缩来推动胎儿的出生。浆膜是覆盖在子宫表面的一层结缔组织,起到润滑和保护子宫的作用。

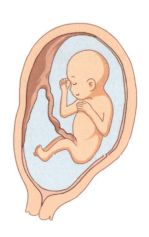

(二)子宫的作用

子宫在女性生理周期中扮演着重要的角色。当女性进入生育年龄后,子宫会在每个月的月经周期中准备怀孕。如果受精卵没有着床,子宫内膜就会被排出体外,于是月经期就开始了。如果受精卵着床成功,子宫会为胚胎提供一个安全和合适的环境来发育和生长,然后在约孕40周后通过子宫收缩来推动胎儿出生。

除了怀孕和生育,子宫还在女性的身体健康中发挥着重要的作用。一些妇科疾病如子宫肌瘤、子宫内膜异位症等会影响子宫的正常功能,导致月经不调、不孕等问题。因此,保持子宫健康对于女性的整体健康非常重要。

(三)子宫的保养与健康生活

1. 保持健康的生活方式:均衡饮食、适量运动和充足睡眠是保持身体健康的关键。这些习惯有助于维持卵巢和子宫的正常功能。

2. 定期进行妇科检查:定期进行妇科检查可以及早发现和治疗潜在的健康问题。医生会进行身体检查、询问健康问题并可能需要执行必要的实验室检查。

3. 避免过度压力:长期的精神压力可能对女性的生殖系统产生负面影响。寻找适合自己的应对压力的方法,如锻炼、冥想或与朋友交流等,有助于缓解压力。

4. 避免不洁性行为:不洁性行为可能导致性传播疾病和下生殖道感染,从而影响子宫的健康。因此,保持性卫生是保养子宫的重要措施之一。

5. 戒烟限酒:吸烟和过度饮酒对女性的生殖系统健康有害。戒烟限酒有助于维护卵巢和子宫的正常功能。

6. 管理月经周期:正常的月经周期是卵巢和子宫功能正常的标志之一。如果月经周期出现异常(如出血量过多或过少、周期过长或过短等),应及时就医检查和治疗。

7. 避免过度减肥:过度减肥可能导致身体缺乏必要的营养和能量,从而影响卵巢和子宫的正常功能。因此,合理饮食和适量的运动有助于维护身体健康和生殖系统健康。

四、如何科学备孕？

备孕是每个想要怀孕的夫妻都需要面临的问题。科学备孕可以帮助夫妻们更好地准备怀孕，提高怀孕的成功率，同时也有利于母婴健康。我们今天来讲讲如何科学备孕。

(一)健康生活

1. 规律作息：保持充足的睡眠，尽量避免熬夜。

2. 戒烟限酒：烟草和酒精都会对胎儿的健康产生负面影响，因此备孕期间应戒烟限酒。

3. 远离有害物质：尽量避免接触有害物质，如甲醛、辐射等。

4. 停止滥用药物：滥用药物可能会影响胎儿的健康，因此备孕期间应避免使用不必要的药物，应在医生指导下服药，慢性疾病患者也不能自行停药导致病情加重。

5. 心理健康：夫妻在备孕期间应该保持良好的心理状态，如减轻压力、避免过度焦虑等。

6. 适度运动：适当的运动可以帮助增强身体素质，提高怀孕的成功率和母婴健康水平。建议夫妻在备孕期间进行适量的运动锻炼如散步、慢跑、瑜伽等，以增强身体素质和提高抵抗力，同时有利于优生优育。

(二)均衡饮食

1. 多吃富含蛋白质的食物：蛋白质是胎儿生长发育所需的重要营养物质，缺乏蛋白质可能导致胎儿发育不良。富含蛋白质的食物包括肉类、蛋类、奶类等。

2. 多吃富含维生素的食物：维生素是维持人体正常生理功能的重要营养物质，缺乏维生素可能导致胎儿发育不良。富含维生素的食物包括水果、蔬菜等。

3.控制饮食中的糖分和盐分摄入:过多的糖分和盐分摄入可能导致孕妇体重增加、高血压等健康问题。

4.控制体重增长:根据孕妇的身高和体重,制定合理的膳食结构;避免过度肥胖或消瘦。

(三)补充叶酸

1.叶酸的作用:叶酸是胎儿神经管发育所需的重要营养物质,缺乏叶酸可能导致胎儿神经管缺陷。因此,备孕期间应补充适量的叶酸。

2.补充叶酸的方法:可以通过食物或补充剂补充叶酸,例如,多吃绿叶蔬菜、豆类、坚果等富含叶酸的食物,或者使用医生推荐的叶酸补充剂。

(四)预防感染

1.性生活卫生:保持性生活卫生可以避免性传播疾病和妇科感染等问题。建议使用避孕套等防护措施。

2.个人卫生:保持个人卫生可以预防感染,如勤洗手、洗澡等。

3.避免接触感染原:避免接触感染原可以预防疾病传播,例如,不去人群密集的场所、不接触感染者等。

(五)停止避孕

如果夫妻之前一直在使用避孕方法,那么在准备怀孕前应该停止使用这些方法。例如,如果使用节育器避孕,应该在准备怀孕前将其取出;如果使用避孕套避孕,应该停止使用,直到怀孕成功为止。

(六)孕前检查

孕前检查可以帮助夫妻了解自己的身体状况和生育能力,以及发现潜在的健康问题。建议在备孕前进行全面的身体检查和妇科检查,以确保身体状况良好并适合怀孕。

五、孕前检查知多少?

为了拥有一个健康的宝宝,现在很多夫妻都将"备孕"当成了一项重要的任务,"孕前检查"就是其中重要的一项内容,因为它可以帮助夫妻了解自己身体状况,及时发现并治疗可能存在的问题,提高怀孕的成功率和母婴健康水平。那我们怎么才能做好孕检呢?

(一)检查目的

孕前检查的主要目的是了解夫妻的身体状况是否适合怀孕,同时及早发现潜在的健康问题,以便及时采取措施进行干预和治疗。通过孕前检查,可以了解夫妻的生殖健康状况、感染疾病的风险、慢性疾病的管理等方面,从而为怀孕做好充分的准备。

(二)检查时间

孕前检查通常建议在怀孕前3～6个月进行,以便及时发现并治疗可能存在的问题。如果夫妻有慢性疾病或家族遗传病史等特殊情况,建议提前进行孕前咨询和检查。

(三)检查项目

孕前检查主要包括以下几项。

1.身体状况评估:包括身高、体重、血压、心率等基本身体指标,以及是否有慢性疾病等。

2.生殖系统检查:包括妇科检查、精液分析等,以评估生殖健康状况。

3.感染疾病检查:包括乙型肝炎、丙型肝炎、梅毒、艾滋病等传染病的筛查,以确保夫妻身体健康。

4.遗传疾病筛查:如果夫妻有家族遗传病史,建议进行相关遗传疾病的筛查。

5.营养状况评估:评估夫妻的营养状况,指导合理膳食和补充营养素。

6.其他检查:根据夫妻的具体情况,可能需要进行其他相关的检查。

(四)检查注意事项

在进行孕前检查时,需要注意以下事项。

1.提前预约:提前预约可以确保检查时医生有充足的时间为夫妻进行详细的检查和询问。

2.提供病史:在检查前,夫妻应向医生提供详细的病史和家族遗传病史,以便医生更好地评估身体状况。

3.遵循医嘱:在检查过程中,要遵循医生的指导,如空腹、憋尿等要求。

4.注意药物和疫苗接种:在孕前检查期间,不要自行使用药物或接种疫苗,如有需要,应提前咨询医生。

5.调整生活习惯:在准备怀孕期间,应调整生活习惯,如避免熬夜、戒烟限酒、避免接触有害物质等。

6.保持积极心态:孕前检查可能会带来一定的心理压力,但夫妻要保持积极心态,及时与医生沟通并遵循医生的建议进行治疗和管理。

总之,作为"备孕"的重要环节,希望各位准妈妈准爸爸们做好孕前检查,为健康孕育做好充分的准备。

六、如何检测排卵？

排卵是女性生育的必经过程，掌握排卵规律有助于更好地进行避孕、怀孕等。常用的检测排卵的方法主要有 3 种：基础体温测定法、日程表法、宫颈黏液观察法。

（一）基础体温测定法

1. 原理：基础体温是指女性在清晨醒来后，未进行任何活动前所测量到的体温。女性在排卵后，由于孕激素的作用，会使体温升高 0.3 ~ 0.5 ℃。因此，通过测量基础体温可以了解排卵情况。

2. 方法：每天清晨醒来后，立即测量体温，并记录在基础体温表上。一般需要连续测量 3 个月以上，以便更准确地了解排卵规律。

（二）日程表法

1. 原理：根据月经周期推算排卵日期。女性的月经周期通常为 28 天左右，排卵一般发生在下次月经来潮前 14 天左右。根据这个规律，可以推算出排卵日期。

2. 方法：记录每个月的月经来潮日期，并推算出排卵日期。同时，可以在排卵日前到医院行阴超检查，监测卵巢的排卵情况。但月经周期因人而异，有些人可能较短或较长，因此推算出的排卵日期可能会有一定的误差。此外，情绪、环境等因素也可能影响月经周期，需要注意观察和调整。

（三）宫颈黏液观察法

1. 原理：宫颈黏液是女性生殖系统分泌的一种物质，它的性状和量会受到体内激素水平的影响。在排卵期间，由于雌激素的作用，宫颈黏液分泌量会增加，质地也会发生变化。因此，观察宫颈黏液的性状和量可以了解排卵情况。

2.方法:每天观察自己阴道内的分泌物情况,注意宫颈黏液的性状和量。在排卵期间,宫颈黏液会变得清亮、透明、富有弹性,类似于蛋清状。可以根据这些特点来判断是否处于排卵期间。

3.注意事项:宫颈黏液观察法是一种比较主观的方法,需要自己注意观察和判断。同时也要注意保持外阴清洁和干燥,避免感染。

总之,以上3种方法都可以帮助女性了解自己的排卵情况,但每种方法都有它的局限性。如有疑虑或异常情况出现,建议还是及时来找医生帮助。

七、如何科学补充叶酸？

"叶酸"这个词，相信大家并不陌生，尤其是准妈妈们，在备孕期或者怀孕整个过程甚至生产后，医生肯定都会建议补充叶酸，而且我国有怀孕计划的准妈妈们是可以在当地社区卫生机构免费领取叶酸的。叶酸是一种重要的营养物质，对于孕妇和胎儿的健康至关重要。那我们就来讲讲怎么吃叶酸。

(一)叶酸的重要性

叶酸是一种水溶性维生素，对于人体细胞生长和繁殖具有重要作用。孕妇缺乏叶酸会导致胎儿神经管缺陷、唇裂、腭裂等畸形，同时也会增加孕妇患贫血、先兆子痫等疾病的风险。因此，科学补充叶酸对于孕妇和胎儿的健康非常重要。

(二)叶酸的需求量

《中国临床合理补充叶酸多学科专家共识》指出：备孕、孕早期妇女，若无高危因素，建议从可能妊娠或孕前至少3个月开始，每天增补叶酸0.4 mg或0.8 mg，直至妊娠满3个月。

若具有神经管畸形生育史，建议从可能妊娠或孕前至少1个月开始，每天增补叶酸4 mg，直至妊娠满3个月；因国内剂型原因，每天可增补叶酸5 mg。

若患糖尿病、肥胖、癫痫、胃肠道吸收不良性疾病，建议从可能妊娠或孕前至少3个月开始，每天增补叶酸0.8~1.0 mg，直至妊娠满3个月。

若患高同型半胱氨酸血症，建议每天增补叶酸至少5 mg，且在血清同型半胱氨酸水平降至正常后再受孕，并持续每天增补叶酸5 mg，直至妊娠满3个月。

哺乳期和孕中、晚期妇女,除经常摄入富含叶酸的食物外,建议每天继续增补叶酸0.4 mg。

(三)叶酸的来源

叶酸主要存在于绿色蔬菜、水果、豆类、坚果、全麦制品等食物中。因此,孕妇应该多吃这些富含叶酸的食物,以满足身体对叶酸的需求。此外,孕妇也可以通过服用叶酸补充剂来补充叶酸。

(四)叶酸的补充方法

1. 多吃富含叶酸的食物,如绿色蔬菜、水果、豆类、坚果、全麦制品等。

2. 服用叶酸补充剂,每天0.4~0.6 mg。

3. 定期进行产前检查,医生会根据孕妇的情况调整叶酸的补充剂量。

(五)叶酸的副作用

虽然科学补充叶酸对身体有益,但是过量补充叶酸也可能对身体造成负面影响,如影响锌的吸收,导致腹胀、腹泻等消化系统问题。因此,孕妇在补充叶酸时应该注意适量,不要过量补充。同时,如果孕妇有任何疑虑或不适症状,一定要及时咨询医生。

八、男士需要如何备孕?

拥有一个可爱的新生命可能是每对夫妻的愿望,男士在备孕过程中也起着重要的作用。今天和男士们分享一些备孕的建议,帮助你更好地准备迎接宝宝的到来。

(一)维持健康生活方式

保持健康的生活方式是备孕的基础。这包括戒烟、限制酒精摄入、避免过度疲劳和压力等。同时,要保证充足的水分摄入和健康的饮食习惯。饮食对精子的质量和数量有着重要的影响。

某些有害物质,如烟草、酒精、毒品等可能对精子的质量产生负面影响。男士应该尽量避免这些有害物质,以保护自己和未来宝宝的健康。

(二)合理饮食锻炼,维持理想体重

肥胖和消瘦都可能影响精子的数量和质量。男士应该维持理想的体重,避免过度肥胖或消瘦。男士应该注意均衡饮食,多吃水果、蔬菜、全谷类食物、蛋白质和健康脂肪等。同时,避免过多摄入高糖、高脂肪和高盐的食物。

适当的身体锻炼有助于提高身体素质和精子质量。男士可以选择进行有氧运动,如跑步、游泳、骑车等,以及做一些力量训练。但是要注意不要过度运动,保持适当的休息。

(三)避免过度压力,保持积极的态度

过度的压力和焦虑可能会影响精子的质量和数量。男士应该寻找适合的应对压力的方法,如放松技巧、冥想、运动等。

充足的睡眠有助于维持身体健康和精子的质量。男士应该保证每晚有

足够的睡眠时间,并且尽量避免熬夜和过度劳累。

另外注意保持良好的心理健康状态,避免过度焦虑、抑郁等情绪的影响。如果需要心理支持,可以寻求专业心理咨询师的帮助。

此外,还要保持积极的态度。相信自己和伴侣能够成功怀孕并育有一个健康的宝宝,这将有助于提高生育能力和育儿信心。

(四)定期进行生育咨询

定期进行生育咨询可以提供有关生育健康和育儿方面的专业建议和支持。男士可以与医生或专业的生育顾问进行咨询,了解更多关于备孕和育儿的信息。

某些男性疾病,如前列腺炎、睾丸炎等可能影响精子的质量和数量。男士应该注意预防和治疗这些疾病,以保护自己的生育能力。

抗氧化剂可以帮助保护精子免受自由基的损害,提高精子的质量和数量。男士可以在医生或营养师的指导下适当服用抗氧化剂。

总之,男士在备孕过程中也起着重要的作用。通过保持健康的生活方式、均衡饮食、锻炼身体、避免有害物质、维持理想体重、避免过度压力、保证充足睡眠等方法来提高自己的生育能力,并与伴侣共同参与备孕过程,这将有助于实现拥有一个健康宝宝的梦想。

九、怀不上能做试管婴儿吗？成功率有多高？

一般情况下，夫妻生活正常的夫妇尝试怀孕1年还不能成功的情况下就建议进行相关筛查。筛查分男女双方，男方主要是检查精液情况，看看精子的活力和数量有没有达到让女方受孕的标准。女方主要是检查排卵、卵巢功能和输卵管情况。在夫妻双方检查完善的情况下，以下情况建议行试管婴儿助孕。

1. 输卵管堵塞、积水、严重粘连的女性。

2. 女性下丘脑-垂体-卵巢轴功能紊乱，造成月经不调、闭经、无排卵性月经。

3. 女性排卵障碍，不排卵或者反复促排失败。

4. 经评定卵巢功能下降的女性患者。

5. 男方有严重的少、弱、畸形精子症。

6. 男方无精子症（经专业男科评定可以手术取精）。

7. 夫妻双方一方有染色体异常，需要第三代试管婴儿筛选正常胚胎的患者；有家族遗传性疾病的患者，如血友病、多囊肾，都可以通过第三代试管婴儿剔除这些致病基因。

8. 不孕症的夫妻，经各项检查没有问题，三次人工授精失败的患者也可以考虑做试管婴儿。

总之，行试管婴儿助孕需要具备相应的适应证，不可盲目进行，更不应该听信不良信息，到没有资质的单位进行试管婴儿助孕。

试管的成功率因人而异，同样的医生、促排卵过程、培养胚胎的设备、操作人员，不同患者间成功率可能会存在很大的不同。其最大的原因，就是每个人的身体条件不一样，试管婴儿的成功率取决于女方年龄，卵巢储备功能，子宫内膜厚度，子宫是否有畸形，男方的精子活跃度、数量、畸形率等因素。

试管助孕夫妇妊娠率远远高于自然怀孕的妊娠率，但是并不能保证百分之百的妊娠成功率。试管婴儿成功率由很多因素决定，目前在全世界范围内,其成功率随着年龄增长呈现逐渐下降的趋势,35 岁以下女性试管成功率为 60%~70%,35 岁之后的成功率有急剧下降的趋势,40 岁以后成功率非常低。与 20~29 岁时相比,35~39 岁女性的生育力降低了 25%,40~45 岁降低 95%。这是因为随着卵子数目的下降,卵子质量也会下降。

除了上述年龄、卵子、精子相关的因素,试管婴儿成功率还取决于夫妻双方的生活方式,不良的生活习惯比如吸烟、酗酒、肥胖、熬夜等也会影响成功率,所以备孕夫妇双方有良好的生活方式也是成功妊娠的重要因素。

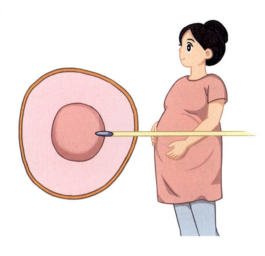

十、试管婴儿"痛"吗?

在试管助孕的过程中,每个即将进入或是已经进入试管周期的患者都会担心、焦虑,除了忧虑能不能成功外,还有一个让很多人害怕的问题就是:做试管婴儿取卵手术是不是很痛苦呢?

首先,我们先来了解一下取卵过程。取卵时需要把带有穿刺架的经阴道超声探头放入患者生殖道内,超声检查确定两侧卵巢卵泡,在超声引导下经阴道穹窿进行穿刺取卵,分别抽取两侧卵巢内卵泡的卵泡液再退出穿刺针。

由于每个人卵巢的位置及卵泡数各不相同,对于卵巢位置好、患者配合的情况下取卵手术过程只需要几分钟。但如果遇上卵巢位置高、盆腔解剖结构异常、取卵数多的患者,这个过程会相应延长,取卵肯定较其他人更痛一点。同时取卵时恐惧的心理加上过度紧张也会增加疼痛感,这会增加肌肉收缩,影响医生运针,延长取卵时间。除此之外,取卵痛不痛还要看个人的耐痛能力,由于每个人在生理上都存在一定的差异,对疼痛的耐受也不尽相同。平时对疼痛比较敏感的女性,取卵肯定会觉得很痛。对于那些比较耐痛的患者,同时卵巢位置相对较好、卵泡适中的患者,相对来说就没那么痛。

目前各个生殖中心基本上都已经开展无痛取卵术,让患者朋友们多了一种选择。一般来说以下 3 种情况建议麻醉取卵。

(1)惧怕疼痛、恐惧焦虑者。

(2)卵巢位置不好,取卵困难者。

(3)卵泡数目比较多,估计取卵时间较长者。

患者可以在确定手术时咨询医生卵巢位置和大概的卵泡数,再结合自己平时的耐痛能力,考虑是否选择无痛取卵。

十一、三代试管婴儿技术知多少？

有遗传病家族史的夫妻备孕前要进行相关的遗传学检测，一旦发现问题可以选择胚胎植入前遗传学检测（preimplantation genetic testing，PGT）技术进行更好的孕前预防，PGT也就是大众口中的"三代试管婴儿"技术，相较于普通的试管婴儿技术而言，三代需要借助显微操作技术从体外受精得到的胚胎中取出个别分裂球或细胞进行遗传学检查，如染色体拷贝数检测、HLA配型、单基因遗传病的检测等。三代试管婴儿在中国是有严格的适应证，包括以下情况。

1. 染色体异常：夫妇任一方或双方携带染色体结构异常。

2. 单基因遗传病：具有生育常染色体显性遗传、常染色体隐性遗传、X连锁隐性遗传、X连锁显性遗传、Y连锁遗传等遗传病子代高风险的夫妇，且家族中的致病基因突变诊断明确或致病基因连锁标记明确。

3. 具有遗传易感性的严重疾病：夫妇任一方或双方携带有严重疾病的遗传易感基因的致病突变。

4. 人类白细胞抗原（HLA）配型。

5. 女方高龄（AMA）：女方年龄38岁及以上。

6. 不明原因反复自然流产（RSA）：反复自然流产2次及以上。

7. 不明原因反复种植失败（RIF）：移植3次及以上或移植高评分卵裂期胚胎数4~6个或高评分囊胚数3个及以上均失败。

8. 男方严重畸形精子症。

十二、试管婴儿也会出现宫外孕吗？

宫外孕是育龄女性常见的急病，发病率为 2%~3%。试管婴儿助孕的过程中，虽然将胚胎直接放进了宫腔，却仍然有发生宫外孕的可能，甚至宫外孕的风险比自然妊娠还高。那么有哪些因素可能导致宫外孕呢？

（一）输卵管、盆腔因素

输卵管发育不良、输卵管手术史、盆腔感染、输卵管炎症及周围粘连、子宫内膜异位、双侧输卵管不通畅等，是不孕症的原因，也是不孕症患者的主要助孕指征，同时还是宫外孕发生的主要危险因素。研究发现，关于试管婴儿的宫外孕中 80% 以上存在输卵管损伤，其中输卵管积水、盆腔粘连、输卵管不通畅是最常见的高危因素，同时子宫内膜异位症也增加了宫外孕风险。

（二）宫腔和子宫内膜因素

胚胎成功植入的关键因素为正常胚胎和具有接受能力的子宫内膜。胚胎在体外培养后移植入宫腔时，若子宫内膜发育与胚胎发育不同步，则会导致胚胎不能立即着床，胚胎可能游走到输卵管内，从而导致宫外孕的发生。研究认为，宫腔粘连、子宫内膜炎、子宫内膜息肉、瘢痕子宫等不良的宫腔环境以及子宫内膜厚 ≤7 mm 是导致试管婴儿后宫外孕危险因素。

（三）激素环境

在试管婴儿促排卵周期中，由于大量卵泡生长，卵巢分泌的雌、孕激素量及比例明显高于自然周期，处于超生理水平。研究显示促排卵周期中，雌、孕激素水平升高及比例的改变，不仅造成子宫内膜间质和腺体的生长异常，降低了内膜对胚胎的容受性；还可导致子宫平滑肌敏感性增加和输卵管功能异常，使移植入宫腔内的胚胎逆行进入输卵管，从而导致宫外孕发生。

（四）胚胎的因素

自然生理状态下,胚胎早期在输卵管中发育,接近囊胚期才进入宫腔,胚胎发育需要与子宫内膜的"种植窗"同步,囊胚培养缩短了胚胎移植入子宫腔后进一步发育与着床之间的"时间窗",减少了子宫收缩,可能减少胚胎排出宫腔外或重新进入输卵管着床的机会,目前的研究认为囊胚移植更符合自然生理状态,不仅可提高试管婴儿的胚胎种植率、临床妊娠率,且能减少胚胎移植数量,降低多胎妊娠率,有效防止或减少宫外孕的发生。

（五）移植技术

试管婴儿助孕中,宫外孕的发生与移植技术相关,如果移植载入的液体量偏多、移植管进入宫腔过深、移植时推注压力过大或者注射时距宫底太近或移植困难,均有可能使胚胎直接进入两侧输卵管中或将胚胎放置于宫腔下段,导致异位妊娠宫外孕的发生。

综上所述,试管婴儿助孕时仍然有可能发生宫外孕。主要风险因素有以下几种。

（1）既往宫外孕病史。

（2）输卵管和盆腔病变。

（3）不良的宫腔环境和薄型子宫内膜。

（4）高雌孕激素环境。

（5）胚胎本身的因素。

（6）胚胎移植技术。

对于既往有宫外孕病史的患者,试管助孕时建议优先选择囊胚进行移植,移植后可以用一些抑制宫缩的药物,从而降低再次发生宫外孕的风险。

十三、试管婴儿能选择性别吗？

在很多国人的思想中，"养儿防老"，"儿女双全，人生美满"的想法依然是根深蒂固的，甚至有人就为了选择性别来医院做试管婴儿，但在中国，试管婴儿能选择性别吗？答案是：严禁一切非医学需要的胎儿性别选择！！严禁一切非医学需要的胎儿性别选择！！严禁一切非医学需要的胎儿性别选择！！重要的事情说三遍，不是不能选，不是不让选，而是不让随意选。

试管婴儿技术中只有三代试管婴儿技术是做胚胎遗传学检测的，理论上是可以通过检测明确胎儿性别的，但国家对该技术有严格的规定和管理，除非明确的伴性遗传病，否则是不允许进行胚胎的性别选择。那可能有朋友会问了，什么是伴性遗传病呢？简单来说就是某种疾病只有生男孩才会发病，那就只能试管婴儿选择女孩，而如果这种疾病只有在生女孩时才会有表现，那就可以试管婴儿选择男孩，而疾病的遗传方式、发病风险都是需要专业的遗传咨询医生进行门诊遗传咨询后才能确定的，所以试管婴儿选择性别是有非常严格的指征，正常人是不能通过试管婴儿的方式来进行性别选择的。简单举个临床上常见的遗传病，比如说奥尔波特（Alport）综合征，为 X 连锁显性遗传病，如果爸爸是患者，那么他生育子代的时候，按照遗传规律推算，女孩都是患者，男孩都是正常，所以他可以选择三代试管婴儿的方式生育健康男孩，但如果妈妈是 Alport 综合征患者，那么她生孩子的时候情况就完全不同了，她生育的男孩和女孩都是只有一半为患者，一半为正常，也可以通过三代试管婴儿的方式解决问题，但是不能性别选择。通过这个例子我们也可以看出来，遗传的规律很奇妙，生育时候的选择有时候是截然相反的，所以不能一概而论，凡事都要就事论事，具体情况具体分析，但绝不是大家想象的试管婴儿可以无视法律随意选择性别。

十四、瘢痕子宫还能再次怀孕吗?

瘢痕子宫是指患者因为采取子宫穿孔修补术、剖宫产术与子宫肌瘤剔除术等导致瘢痕形成,其中大部分瘢痕子宫的发生是由剖宫产术引起的。近年来,随着临床麻醉及剖宫产技术的发展,加上受到多种因素的影响,临床剖宫产率呈现上升趋势,从而导致瘢痕子宫再次妊娠的发生率也逐年上升。瘢痕子宫再次妊娠发生子宫破裂、胎盘异常及妊娠和产后大出血的风险较大,严重威胁母婴的安全,故而临床十分重视瘢痕子宫再次妊娠的孕妇。

(一)瘢痕子宫女性的最佳妊娠间隔是多久?

剖宫产术后瘢痕子宫女性在术后 12 ~ 24 个月再妊娠为宜。

(二)若发现瘢痕部位妊娠或怀疑为胎盘植入,如何管理?

根据目前经验,若孕早期发现瘢痕部位妊娠或孕中期怀疑为胎盘植入,应严密监测、充分评估风险,并知情告知。

(三)如何预测瘢痕子宫妊娠可能出现的风险?

(1)推荐采用病史-影像学联合的方法预测胎盘植入风险。

(2)推荐采用病史-影像学联合的方法评估子宫破裂风险。

(3)建议使用风险评分表预测医源性早产的风险,并根据评分及时进行转诊。

(四)高龄瘢痕子宫再妊娠孕妇如何确定合适的终止妊娠时机?

(1)建议根据瘢痕子宫的病史,个体化决定终止妊娠时机。

(2)疑诊胎盘植入的患者,建议根据其孕中、晚期情况进行评估并决定个体化的分娩时机。

(五)如何选择合适的终止妊娠方式?

(1)目前瘢痕子宫再次妊娠孕妇分娩方式主要分为 2 种,即阴道分娩和再次剖宫产。相比于第一次采取剖宫产的妊娠患者,存在瘢痕子宫的产妇再次分娩时剖宫产手术的风险较大。大部分患者通常在剖宫产两年后可再次妊娠,主要是因为孕妇在剖宫产术后,其宫壁切口短时间内愈合不佳,而再次怀孕时间过早,随着胎儿的发育,患者子宫壁变薄,既往剖宫产手术切口位置结缔组织弹力较差,在分娩过程中新鲜的瘢痕易被胀破,从而引起腹腔大出血,严重威胁孕妇的生命安全。当出现以下指征时可用剖宫产术:①产妇在分娩时具备剖宫产手术指征或者同时患有不适合采取阴道分娩的内科疾病;②第一次剖宫产时的切口是古典式或者不知道切口属于什么类型;③有 2 次及以上的剖宫产经历;④采取超声检查时提示产妇的子宫下段壁比较薄;⑤产妇的耻骨相连的地方有自发的疼痛和按压时疼痛的症状;⑥产妇及家属因素。有下列指征的适宜阴道分娩:①无严重的妊娠期并发症以及同时患有其他疾病,适宜采取阴道分娩疾病;②无再次子宫遭受损伤的经历,如子宫出现穿孔、在子宫的深部肌瘤被剔除或者电动切除以及子宫发生破裂等;③无相对的头盆不对称的情况,无第一次的剖宫产指征,无新的剖宫产指征,预估此次胎儿的体重比上次分娩时胎儿体重轻;④生产前采用 B 超对孕妇子宫的下段切口处进行诊断,瘢痕的厚度≥3 mm,并且切口处的回声均匀;⑤患者了解再次剖宫产与阴道分娩利弊,并且自愿接受阴道试产;⑥待产的医疗机构医疗监护设备较好,具备随时进行手术条件以及抢救条件。

(2)对于子宫肌瘤剔除术后瘢痕子宫妊娠的孕妇,建议充分了解其手术史并进行超声监测评估,分析阴道试产和剖宫产各自的优劣,协助孕妇及家属选择分娩方式。

瘢痕子宫的发生率逐年上升,目前再次妊娠率也呈升高趋势,给产妇及婴儿的安全带来了极大的挑战,选择合适的分娩方式可以预防产妇产后各种后遗症及并发症,降低对母婴安全的威胁。

第 二 部 分

孕早期(0～13 周+6 天)

一、如何确定怀孕？

月经推迟是不是怀孕了？有恶心和呕吐的反应，是不是怀孕了？如何才能确定怀孕呢？怀孕后几天能测出来？让我们来学习一下。

（一）如何确定怀孕？

1. 妊娠试验：在未孕、正常状态下人绒毛膜促性腺激素（HCG）的量极少，抽血检验数值非常低。但在受精卵着床后血液和尿液中 HCG 的含量会随之升高。所以，我们可以通过检验血液和尿液中 HCG 的含量来确定是否怀孕。

2. 超声检查：妊娠早期超声检查的主要目的是确定宫内妊娠，排除异位妊娠、滋养细胞疾病、盆腔肿块等。确定胎儿数，若为多胎，可判断绒毛膜性。估算孕龄，停经 35 天时，宫腔内可见圆形或椭圆形妊娠囊，妊娠 6 周时可见胎芽和原始心管搏动。

（二）同房后最快几天能测出来呢？

一般在排卵期性生活后 7 ~ 10 天进行检测就可以查出，时间越长越准确。

这是因为，HCG 分泌后首先进入血液循环，再进入尿液中。如果是血检 HCG 最早可以在同房后 7 天左右测出是否怀孕，但如果是尿检 HCG 一般是需要在同房后至少 11 ~ 14 天以上。血 HCG 检查需要在医院进行，结果更准确。尿 HCG 即是用排卵试纸或者验孕棒来自我检测的方法，准确率在 75% 左右。

（三）检查 HCG 需要注意什么？

血 HCG 检查不需要空腹，主要是通过测量女性血液中的 HCG 值，来判断女性是否怀孕。尿检 HCG，理论上一天中什么时候的尿液都可以，但早晨起来的第一次尿更为准确，因为喝水后尿液中 HCG 会被稀释。

需要指出的是，很多非怀孕因素会导致尿 HCG 出现假阳性，如尿中带血，卵巢肿瘤，或者服用一些生育药品等，还有可能是其他激素的刺激。因此，如果只用尿 HCG 半定量试纸去检测是否怀孕，并不能完全确诊。

二、早孕反应有哪些?

早孕反应是一种正常的怀孕现象,然而初为人母的大部分女性都会有很多的疑问和担忧。下面我们就科普一下早孕反应相关问题。

(一)什么是早孕反应?

由于体内 HCG 增多、胃肠功能紊乱、胃酸分泌减少及胃排空时间延长的原因,在停经 6 周前后可能开始出现头晕、疲惫、嗜睡、食欲减退、厌恶油腻、恶心、晨起呕吐、厌食或贪食等症状,就为早孕反应。

(二)早孕反应在人群中的发生情况

妊娠早期约 50% 的孕妇会出现恶心、呕吐,25% 仅有恶心无呕吐,25% 无症状,孕 9 周左右情况最为严重,60% 孕妇孕 12 周左右自行缓解,91% 的孕妇孕 20 周后缓解,约 10% 的孕妇在整个妊娠期持续恶心、呕吐,再次妊娠恶心、呕吐复发率为 $15.2\% \sim 81.0\%$。

早孕反应的程度因人而异,每个人都不一样。少数准妈妈会反应特别严重,呈持续性呕吐,甚至不能进食、进水。由于呕吐频繁,孕妇处于失水状态。这时可能会发生危险,需要立即到医院就诊。

孕早期是胎儿主要器官的分化发育期,这是一段非常脆弱的时期。准妈妈要从多个方面保护自己和胎宝宝的健康。

(三)为什么会有早孕反应?

早孕反应病因尚未完全明确,可能与怀孕早期孕妇体内雌孕激素增加、HCG 增加、维生素 B_6 缺乏等因素有关,同时,孕妇精神状态的改变、刺激性气味都可引起早孕反应。

(四)如何减轻早孕反应?

1. 保证充足睡眠,忌熬夜,可增加午睡。

2. 尽量吃干的食物,减少汤水的摄入。

3. 少食多餐,避免过于辛辣的食物,尝试淀粉类食品,如饼干、馒头。

4. 早孕反应一般于12周后自行缓解。

5. 放松情绪,避免紧张。

(五)哪种情况需要就医?

早孕反应是一种正常的生理现象,怀孕3个月左右会自行消失,孕妇通过心理调整即可缓解,无需就医。当妊娠反应严重,如恶心、呕吐严重,体重明显下降,不能进食,体液丢失、电解质紊乱、酸碱失衡、肝肾功异常等,甚至威胁孕妇生命,需及时就医。

总体来说,孕育胎儿不是一件容易的事,怀孕期间可能会碰上各式各样孕期不适的问题,这时候,准爸爸陪伴准妈妈一起积极应对会事半功倍。

三、妊娠剧吐怎么办？

女性怀孕是件大喜事，大部分孕妈妈在怀孕早期会出现恶心、呕吐反应，也就是老人们常说的"害喜"，准爸爸准妈妈们可不能以为孕吐很常见就小看了它，有的孕妈妈会吐到怀疑人生，要通过住院输液来缓解，如不及时治疗，可能就会危害到母婴健康。

（一）什么是妊娠剧吐？

妊娠剧吐是指妊娠早期孕妇出现严重持续的恶心、呕吐，并引起脱水甚至酸中毒，严重呕吐者可因酸中毒、电解质紊乱、肝肾功能衰竭而死亡，需要住院进行止吐、补充营养、纠正酸中毒等治疗。

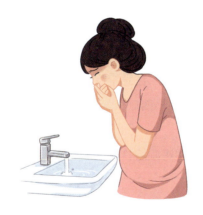

（二）孕妇为什么会出现妊娠剧吐？

妊娠剧吐产生的原因很复杂，同时也因人而异，除了体内激素水平的变化（孕期体内人绒毛膜促性腺激素增多，胃酸分泌减少及胃排空时间延长），主要和孕妈妈的体质、睡眠质量等有关，另外精神过度紧张的孕妇较易发生妊娠剧吐。

（三）如何判断妊娠剧吐？

如何判断妊娠剧吐，可以从以下几个方面着手。

1. 孕妇长期和严重的恶心、呕吐：大多数妊娠剧吐发生于妊娠10周以前，典型表现为妊娠6周左右出现恶心、呕吐并随妊娠进展逐渐加重，至妊娠8周左右发展为持续性呕吐，不能进食。

2. 出现脱水症状：脱水的症状包括口渴、疲倦、头晕、少尿、尿色深黄且气味强烈。

3. 体重减轻：孕期体重降低5%或更多。

4. 站立时容易出现头晕等低血压的症状。

（四）如何缓解或治疗妊娠剧吐？

1. 首先孕妇应该注意休息，保持睡眠充足，尝试着放松心情。

2. 尽量避免接触容易诱发呕吐的气味或食物，房间中可摆放柑橘类的水果。

3. 改正不吃早饭的坏习惯，鼓励少食多餐，每隔1~2小时少量吃一点东西有助于减少空腹感和饥饿感，避免胃酸刺激过于空旷的胃，引起呕吐。

4. 清淡饮食，饮食多样化，注意维生素的补充。

5. 孕前1~3个月及孕早期口服复合维生素，可减少妊娠剧吐发生及减轻妊娠剧吐严重程度。

6. 症状严重需及时到医院就诊，经积极有效的治疗后，多数孕妈妈们症状得到明显的缓解。

孕妈妈们要注意，如果在规范治疗下还是无法缓解恶心、呕吐，甚至因剧烈呕吐引起电解质、代谢紊乱，韦尼克（Wernicke）脑病和其他严重并发症，医生判断可能威胁到孕妈妈的生命安全，需要终止妊娠时，该放弃还得放弃，这也许是您与宝宝的缘分还未到呢。

妊娠不是病，妊娠要防病，妊娠剧吐就是典型的不被大家看作是病的一种妊娠期特有疾病，严重者可因维生素 B_1 缺乏引发 Wernicke 脑病，甚至危及生命，应引起大家的重视。

四、早孕孕酮低怎么办？

小小的孕酮，不知牵动了多少准妈妈的心。担心孕酮低宝宝会流产，出现孕酮低就四处求医问药。那么早孕孕酮低一定会流产吗？早孕孕酮低该怎么办，一定要补黄体酮吗？

（一）孕酮是什么？

孕酮就是我们常说的黄体酮、黄体激素，是女性卵巢分泌的一种孕激素。排卵前的分泌量一般在 2～3 mg，排卵后分泌量会迅速上升到 20～30 mg。它能够促使子宫内膜蜕膜化，以供胚胎良好着床条件，并诱导免疫保护机制，避免胚胎被母体"排斥"；还能降低子宫平滑肌的敏感性，起到"安胎"的作用。

（二）如何判断是否孕酮低？

同时检测孕酮和 HCG，如果只是孕酮低而 HCG 正常，考虑检查误差的可能性大，应该复查或以 HCG 结果为主。并且人体分泌的孕酮代谢很快，抽血后如果不能及时检查，检查结果就会有误差。相同孕周，不同个体的水平差异很大。不是所有孕妇都需要查，高危人群才查：如先兆流产、有自然流产史者、卵巢功能下降者、诱导排卵怀孕者、怀孕困难者反复流产、不良孕产史者等。孕早期孕酮的分泌呈脉冲性，水平波动很大，有时低至 5 ng/mL。孕酮在孕 6～10 周的范围中基本处于一个平台期，在孕 7～9 周时还会出现生理性下降，然后再回升。所以即使测到孕酮值低，也并不说明胚胎发育异常。

其次，不是所有的流产都会出现孕酮值偏低。有一组重要的数据：在孕早期怀疑有先兆流产的孕妇当中有 85% 左右的孕妇的孕酮偏低，还有 15% 左右的孕妇孕酮正常。这也说明，孕酮低并不一定会导致流产。

（三）孕酮低怎么办？要不要打孕酮针？

孕酮低，首先要找出原因，一般分为 3 种情况。

第一种情况：黄体分泌孕酮不足。

如果孕酮低是因为黄体分泌不足导致，那么补充孕酮就能保胎。复发性流产中，23%~60% 的人有黄体功能不全。

第二种情况：胚胎异常。

如果孕酮低是因为胚胎本身发育异常导致（也就是说是胚胎有问题而不是准妈妈的孕酮分泌有问题），那么补孕酮也不能保胎，"优胜劣汰"是必然。大部分早孕流产都是胚胎染色体异常造成的。

第三种情况：宫外孕。

宫外孕是指受精卵着床在子宫内膜以外的位置，有输卵管妊娠、卵巢妊娠、宫颈妊娠及腹腔妊娠，其中输卵管妊娠是最多见的。孕酮低也有可能是因为宫外孕导致。宫外孕是严重的妇产科急症，防止发生破裂的关键是尽早诊断和治疗宫外孕。

在孕早期，孕激素的来源有两个，一个是黄体分泌，另外一个是滋养细胞分泌，无法判断水平低是哪个原因造成的。因此，不单纯依靠孕激素水平指导保胎，但对于存在黄体功能不足风险的孕妇，辅助生殖助孕的孕妇，是可以给予一定的黄体支持的。

目前我们使用的黄体酮有口服制剂、阴道填塞栓剂、肌肉注射制剂等，从大量文献数据分析来看，阴道使用黄体酮给予的黄体支持是效果最佳的。对于有先兆流产症状、既往有自然流产史的，可采用微粒化黄体酮阴道给药。其次为口服和肌注。有些保胎的孕妈妈为了使自己血孕酮值很高，片面追求使用肌内注射黄体酮，其实是没有必要的。

五、孕早期阴道出血，一定会流产吗？

孕早期阴道出血是当前产科临床常见症状之一。很多孕妈妈尤其是第一次怀孕者，发现阴道出血后都比较慌张。孕早期阴道出血分为生理性出血及病理性出血，孕早期阴道出血不一定会流产，需要结合出血原因、胚胎状态等多种因素综合判断。

（一）孕早期阴道出血原因

1.生理情况：女性受孕后，受精卵会逐步靠近宫腔，逐渐形成胚胎，胚胎会在子宫内膜上进行着床，大多数女性没有反应，但也有部分女性会出现阴道出血的症状。如果出血次数和量少可不用担心，在家多休息即可。但如果次数和量大，则需去医院进行就诊。

2.病理情况

（1）先兆流产：孕早期少量阴道出血，多表现为褐色分泌物，没有腹痛，孕妈妈可以暂时观察。这种情况可能属于先兆流产，大部分胚胎是可以存活的，经过处理及休息，出血就会停止。但如果有明显腹痛且逐渐加重，或出血为鲜红色且逐渐增多，建议孕妈妈立即就医，医生会根据你的情况做 B 超检查，以了解胚胎发育情况。如果胚胎发育不良或出血量很大，意味着流产的不可避免，就需要及时做刮宫手术。

（2）异位妊娠：如果受精卵在输卵管、卵巢的位置着床，则属于异位妊娠，由于这些部位管壁肌层薄弱、空间狭小，不足以支持胚胎的生存，所以胚胎可能会死亡，而出现阴道出血的症状。

（3）宫颈疾病：如宫颈炎症、宫颈息肉等，都有可能引起孕早期阴道出血的情况。一般出血量较小，且可能不伴有其他症状。

（4）葡萄胎：是指妊娠后绒毛基质微血管消失，间质高度水肿，形成大小不一的水泡，像葡萄一样相连成串。其中，完全性葡萄胎没有胎儿及其附属物,部分性葡萄胎伴有胎盘组织或胎儿。葡萄胎流产一般开始于闭经后的2~3个月,流血多为断断续续少量出血,但有的会反复多次大量流血。孕妈妈可在孕早期做子宫 B 超监测胚胎发育,及早发现葡萄胎。如早期妊娠反应厉害,也要及时检查排除葡萄胎。

(5)孕激素水平低:部分女性怀孕后孕激素水平低,也会表现为孕早期阴道出血的症状。

(6)不良因素刺激:可能是在孕早期的时候进行性生活,或者从事重体力劳动,导致子宫过度收缩引起,多注意休息,观察出血量。

(二)孕早期阴道出血与流产

1. 会流产:若孕早期出血量较大,通过治疗无法缓解,可能出现完全流产。此外,胚胎基因、染色体异常或存在发育不良,以及孕妇的孕酮、HCG 等激素水平与正常范围差距较大,通过保胎治疗也无法改善时,也会出现流产情况。

2. 不会流产:孕早期出血常见于胚胎着床不稳,出现先兆流产的现象,通过适当休息及对应治疗,一般出血症状会逐渐消失,并不一定会流产。部分孕妇在孕早期可能存在激素水平不稳定,或激素稍低导致出血,通过激素补充治疗后出血症状明显缓解,多数孕妇不会流产。此外,若孕妇因感染性疾病导致出血,如阴道炎、宫颈炎等,及时就医得到规范治疗后,一般也不会流产。

六、出现宫腔积液怎么办？

(一)什么是宫腔积液？

宫腔积液即绒毛膜下血肿(subchorionic hematoma,SCH),指绒毛膜和子宫壁之间出现了血液聚集,主要通过超声发现,发病率为0.46%~48.00%。目前临床上尚无确切的定论解释妊娠期间出现SCH的发病机制及病理基础,可能与生殖道病原体感染、阴道微生态异常、凝血功能异常、异常胎盘形成和植入、免疫失衡、自身免疫病与自身抗体、易栓状态、辅助生殖技术、外伤,以及应用抗凝、溶栓药物等因素相关。另外,多囊卵巢综合征、输卵管积水、产次增多、高龄及不良生活习惯等也可能是SCH的高危因素。

(二)哪些情况会宫腔积液？

早孕B超发现宫腔积液的情况,要依据情况而定。

通常宫腔积液是生理性积液,因为怀孕早期体内雌孕激素升高、子宫长大、子宫血流迅速丰富、子宫内膜充血、胚胎种植等形成少量积液,同时宫颈管由黏液栓堵住,积液出不来所引起的。这一部分的宫腔积液,常不伴有下腹隐痛、腹胀、阴道流血等先兆流产临床表现,可以不用治疗,在孕12周前大多自行吸收。

还有一部分早孕合并宫腔积液是病理性的积液,这部分人通常有下腹坠胀,下腹隐痛,阴道流血,并且积液存续的时间长,其可能由于怀孕同时有生殖道甚至宫腔的感染、黄体功能不足、免疫排斥等,此时需要住院安胎对症处理。

(三)宫腔积液如何治疗？

目前针对SCH的治疗主要以随访血肿大小位置、减轻孕妇症状、治疗SCH的母体及胎儿并发症为主,临床医生应根据血肿大小、演变情况、既往流产史以及是否合并自身免疫病等综合考虑制定个体化的方案。

对于血肿较小且无并发症的患者,通常在超声下随访血肿的大小及位置,密切监测血肿动态变化并积极处理,以避免过度的保胎治疗或不良的妊娠结局。

在治疗 SCH 过程中应注意同时监测胎儿宫内发育情况及胎儿结局与预后,若存在胎儿宫内发育迟缓或发育潜能受损应及时干预治疗。

SCH 的临床治疗药物主要为孕激素制剂和宫缩抑制剂等,还有止血及抗感染治疗。

(1)孕激素制剂:可促进母体及母胎界面 Th2/Th1 恢复平衡,如黄体酮、地屈孕酮、微粒化黄体酮胶囊。

(2)α-硫辛酸(ALA):硫辛酸属于 B 族维生素化合物,研究发现,硫辛酸有助于绒毛膜下血肿吸收,但目前真正临床实践用药经验较少。

(3)间苯三酚:是一种亲肌性非阿托品类、非罂粟碱类纯平滑肌解痉药,能选择性对痉挛的平滑肌起作用,可用于先兆流产孕妇,使其下腹隐痛及腹部坠胀感等症状得到明显缓解,同时还能减少因宫缩引起的出血,防止胎膜剥离加重,对胚胎以及胎儿发育无影响。

(4)低分子肝素联合免疫球蛋白:可促进 SCH 的吸收,改善先兆流产症状及妊娠结局并减少流产率与妊娠相关并发症。免疫球蛋白内含抗胎盘滋养层抗原抗体,可改善 SCH 患者的免疫功能异常。通过使用免疫球蛋白可补充患者的保护性细胞及因子,使免疫机制维持相对平衡。二者结合最终达到维持胎儿在子宫内正常生长发育的目的。

(5)中医药治疗:许多研究表明补肾活血中药复方对消除 SCH 具有明显的疗效,在缓解症状、改善预后等方面具有独特的作用,而中西医结合治疗效果也显著优于单独运用西药疗法。

七、颈部透明带检查知多少？

颈部透明带（nuchal translucency，NT）检查，是准妈妈孕早期的一项重要检查项目。有些准妈妈担心胎儿太小做检查有伤害，以至于错过了检查时机。其实，NT 检查是排除胎儿结构畸形的第一道防线，准妈妈们一定要在孕 11～13 周+6 天内完成，千万别耽误。

（一）什么是 NT 检查？

NT 是通过超声检查测量胎儿颈后的透明带厚度。当胎儿淋巴系统发育不完善的时候，少量淋巴液聚集在颈部淋巴管内，这个颈后的淋巴液即皮下积液的厚度，就是我们所说的 NT。NT 检查主要用于早期筛查胎儿是否存在唐氏综合征等染色体疾病，是否出现心脏畸形、骨骼系统异常、淋巴系统异常等情况。因此，孕期的 NT 检查非常重要。

NT 检查的最佳时间是在孕 11～13 周+6 天，宝宝的头臀长在 45～84 mm 内完成。如果小于 11 周，胎儿太小，结构异常不易分辨；如果大于 13 周+6 天，胎儿淋巴系统发育完善，聚集的淋巴液迅速引流到颈内静脉，颈后的皮下积液会消退，就失去了检查的意义。

（二）如何判断 NT 是否异常

在 NT 检查中，妊娠 11～13 周+6 天≥2.5 mm 视为异常，NT 增厚提示胎儿可能存在异常，有的到孕中期还会发展成颈部淋巴水囊瘤（cystic hygroma）。正常胎儿中，NT 厚度随胎儿头臀长的增长而增加，因此在判断 NT 是否过厚时，要参考测量时的头臀长。"NT 增厚"一般是指 NT 值超过第 95 百分位数。

（三）NT 增厚的意义

胎儿染色体异常风险随 NT 厚度的增加呈指数上升。NT 越厚，胎儿染色体异常的风险就越高。研究发现,当 NT 厚度为 5.5 ~ 6.4 mm 及大于 6.5 mm 时,染色体异常的发生率分别为 50.5% 和 64.5%。

另外,NT 增厚但染色体正常的胎儿中,发生严重心脏畸形的风险也随 NT 厚度的增加呈指数上升。NT 增厚也会有其他少见的情况,如胎儿宫内感染、胎儿淋巴系统发育异常或其他罕见的单基因病。

(四)NT 值异常该怎么办

如果胎儿的 NT 值异常,准妈妈也不要过于紧张和焦虑。NT 异常增厚不等于胎儿一定发育异常。建议准妈妈进行介入性产前诊断,如绒毛膜穿刺取样术或羊膜腔穿刺术,同时需要进行胎儿心脏超声并加强超声结构监测。

在经过羊膜腔穿刺术后,如果胎儿染色体未见异常,孕中期胎儿超声检查也排除了结构异常,那么宝宝发生异常的可能性很低,准妈妈安心等待分娩即可。因此,即使发现胎儿 NT 值异常,准妈妈也不要灰心丧气,一定要到产前诊断机构规范诊治。

NT 检查只是孕检中排除胎儿畸形的第一道关卡。根据研究统计,NT 结果正常(即小于第 95 百分位数)时,胎儿健康存活的概率为 97%,发生染色体异常、胎儿畸形、胎死宫内的风险概率分别约为 0.2%、1.6%、1.3%。所以,为了尽可能保证宝宝健康,在 NT 值正常的情况下,准妈妈们还需要做产前血清

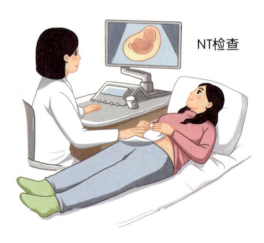

NT检查

学筛查,如唐氏筛查或无创 DNA,并定期超声监测胎儿结构。

如果唐氏筛查或无创 DNA 结果异常为高风险或后续超声发现胎儿结构异常,仍需要进行介入性产前诊断。

八、出现胚胎停育怎么办？

受精卵像一颗种子,要经历一系列复杂而奇妙的过程才会最终成长为一个健康的宝宝,如果在最初的阶段,受精卵出现发育异常而自动终止发育,称之为"胚胎停育"。

(一)胚胎停育的原因

1. 孕妈妈的子宫环境:如果孕妈妈在怀孕之前有子宫肌瘤、子宫内膜过薄或者过厚、宫腔粘连、先天性宫颈口松弛等子宫内环境不好的情况,怀孕后很可能就会导致胚胎停止发育。

2. 内分泌失调:如果孕妈妈在怀孕期间,自己的身体内分泌发生紊乱,导致孕激素和雌激素的降低、黄体功能不足等,都有可能导致胚胎停止发育。

3. 环境因素:孕妈妈在孕前或者孕后大量接触了 X 射线、微波、噪声、超声、高温等物理因素,或者接触了铝、铅、汞、锌等重金属,都有可能导致胚胎停止发育。

4. 染色体异常:是最常见的原因,会导致胚胎不发育,包括数量异常和结构异常,其中易位及倒置在流产物的染色体结构异常中最为常见。

5. 不良的生活习惯:研究表明,孕期孕妈妈抽烟酗酒对胎儿的发育存在很大的危害,女性抽烟酗酒会直接影响女性内分泌及生殖系统功能,孕妈妈抽烟酗酒则会导致胎儿畸形的发生。

6. 免疫因素:妊娠宫内的胚胎或胎儿实属同种异体移植,是父母遗传物质的结合体,所以和母体不可能完全相同。

7. 易栓症:是指因血液中抗凝或促凝因子的数量、功能改变,使得血液呈高凝状态,从而易于血栓形成的一种病理状态。其致病原因是血液中凝血和纤溶成分异常。

（二）胚胎停育怎么办？

80%的胚胎停育发生在妊娠12周以前，其中更多地发生在8周以前。50%的胚胎停育是一种优胜劣汰。

怀孕12周以前的准妈妈可以通过观察孕早期的恶心、呕吐等妊娠反应是否持续、是否突然减弱或消失来尽早发现胚胎停育的问题。如果出现阴道出血或剧烈下腹痛，就需要及时就医。

（1）一旦确诊胚胎停育，要积极配合医生尽快终止妊娠。

（2）一旦发生胚胎停育，流产后至少3个月后才能再次怀孕。

（3）有过胚胎停育病史的准妈妈，再次怀孕出现胚胎停育的风险会增加。

第 三 部 分

孕中期(14～27 周+6 天)

一、孕期胎动知多少？

对于孕妈妈来说，胎动的感觉是非常奇妙的。孕妈妈能通过胎动直接地感受到宝宝的存在。但是，胎动的频率、强度、时间等都会因个体差异而不同，让很多孕妈妈们对胎动产生了许多疑惑。那么，孕期胎动这些事儿您知道吗？下面就来为大家科普一下。

(一)什么是胎动？

胎动即胎儿的躯体活动。一般来说，孕妈妈首次感受到胎动的时间是在孕 20 周左右，初次怀孕的孕妈妈自觉胎动的时间可能会晚一些。胎动不是一成不变的，随着妊娠进展逐渐增强，至孕 32 ~ 34 周达高峰，孕 38 周后逐渐减少。孕 28 周以后，正常胎动次数 ≥10 次/2 小时。值得注意的是，每个孕妈妈的情况都不尽相同，不能一概而论。

(二)如何监测胎动？

胎动过于频繁或胎动明显减少常预示着胎儿宫内缺氧，因此，建议孕妈妈自觉胎动异常时要及时到医院就诊。许多孕妈妈，特别是初次怀孕的孕妈妈可能不知道如何数胎动，在这里，给孕妈妈们分享一下正确计数胎动的方法。最常用的是固定时间法：在早、中、晚各选择 1 小时作为计数胎动的时间，最好是固定时间、同等状态下（如同为饭前或同为饭后），采取侧卧位或是半坐位计数胎动。把 3 个小时胎动次数相加乘以 4，就是 12 小时的胎动总数。正常情况胎动 1 小时不少于 3 ~ 5 次，12 小时胎动次数应在 30 次以上。一般来说连续的胎动、间隔时间 5 分钟以内的胎动只能算 1 次。

另一种计数胎动的方法：连续 2 小时数胎动，≥10 次为正常。注意事项：尽量在固定时间、同等状态下计数胎动，才有可比性。胎动与胎儿宫内的健康状态密切相关，胎动的缺乏可能表明胎儿宫内缺氧或宫内生长受限等情况,如果没有及时地发现和处理,可能会对宝宝的生长和发育带来不利影响,甚至会出现胎儿宫内死亡等严重后果。

(三)哪些属于胎动异常?

胎动异常主要有以下几种情况。

1.胎动减少:2 小时内胎动少于 10 次,或者 12 小时胎动少于 30 次;或者与平时比较,胎动次数少于平时的一半。胎动减少是胎儿缺氧的重要表现,孕妈妈要提高警惕,如果出现胎动减少要及时就医。

2.胎动频繁:胎儿持续在子宫内翻滚,或者 1 小时内胎动在 10 次以上者。主要由急性胎儿窘迫、发热、母亲低血糖、脐带绕颈、母亲腹部受到剧烈撞击、各种刺激等原因引起。

3.胎动过多,继而减少、减弱,进而消失,这种情况更要引起重视,可能是急性胎儿缺氧,需要立即就医,否则可能出现严重不良后果。

4.胎动 12 小时内较平日增加或者减少 30%～50%也是胎儿宫内缺氧的一个信号,需到医院进一步检查。

如果胎动正常,可根据正常产检时间继续门诊产检。如果胎动频繁,或者胎动减少,需尽快到医院就诊,明确原因,在产科医生指导下做下一步处理。经过上述的讲解,相信孕妈妈们对胎动的认识就比较全面了。孕妈妈们,掌握好数胎动的技能,您宝宝的安全就多了一份保障!

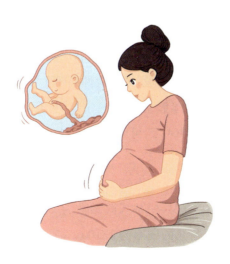

二、唐氏筛查需要做吗？

"医生,这个唐氏筛查我能不能不做啊?"在门诊我们经常听到孕妈妈问这个问题,那么什么是唐氏筛查,孕期为什么做唐氏筛查呢？孕妈妈跟我们一起了解一下,就知道答案了。

我们常说的唐氏综合征又称21-三体综合征,先天智力障碍或 Down 综合征,属染色体数目异常,是胎儿染色体病中最常见的一种。在医学干预前,活婴中发生率为 $1/(600\sim800)$,有文献报道,筛查后群体发生率<1/1500,母亲年龄愈大,本病的发病率越高。60% 21-三体综合征患儿在胎儿早期即胚停流产。唐氏综合征患病概率高低与人种、生活水准等没有直接联系。唐氏患儿具有严重的智力障碍,生活不能自理,大部分伴有复杂的心血管疾病,需要家人的长期照顾,会给家庭造成极大的精神及经济负担。而孕中期唐氏筛查的目的就是针对这种遗传疾病进行筛查。

唐氏筛查的最佳时间是怀孕的第 $15\sim20$ 周,是通过抽取孕妇血清,化验孕妇血液中的甲胎蛋白(AFP)、人绒毛膜促性腺激素(β-HCG)、游离雌三醇(μE_3)的浓度,并结合孕妇的年龄,运用计算机计算出每一位孕妇怀有唐氏征胎儿的危险性。

如果化验结果显示危险性低于 1/270,就表示危险性比较低,胎儿出现唐氏综合征的机会不到1%。但如果危险性高于 1/270,就表示胎儿患病的危险性较高,应进一步做羊膜腔穿刺检查。唐氏筛查检出率为 $60\%\sim70\%$,而且检查血清 AFP、HGG 还可筛查出神经管缺损、18-三体综合征及13-三体综合征的高危孕妇。

需要说明的是医院的唐氏筛查结果只能说明唐氏儿的概率,并非高风险宝宝就一定有问题,比如 21-三体风险系数为 1/100,意思是 21 号染色体发生变异产生先天愚型胎儿的概率为 1/100。一般抽血后一周内孕妇即可拿到筛查结果,如果结果为高危,则要进一步做羊膜腔穿刺行胎儿染色体检查才能明确诊断。

任何孕妇都有可能怀上唐氏综合征的胎儿。过去认为大于35岁的孕妇是高危人群，概率会随着孕妇年龄的递增而升高。现在认为80%的唐氏综合征发生在小于35岁的孕妇当中。虽然唐氏筛查结果不能十分准确地判断宝宝是否为唐氏儿，但毕竟是判断唐氏儿的最经济、最简便、对胎儿无损伤的检测方法，如果查出的结果可疑，可以进一步作羊膜腔穿刺检查。唐氏筛查既能缩小羊水检查的范围，又尽可能不遗漏怀有唐氏儿的孕妇，建议每一位孕妇都要进行唐氏筛查，做到防患于未然。

三、唐氏筛查如何解读?

唐筛筛查是唐氏综合征产前筛查的简称,唐氏综合征又叫做21-三体综合征,也就是患者的第21对染色体比正常人多出一条,是最常见的染色体非整倍体疾病。唐氏筛查是在特定孕周通过检测孕妇血清中妊娠相关血浆蛋白A(PAPP-A)、AFP、HCG、游离雌三醇(μE_3)和抑制素-A(Inhibin A)的含量,结合孕妇的年龄、孕周、体重、是否吸烟、是否患有胰岛素依赖型糖尿病等临床信息通过风险评估软件计算的风险值。

(一)如何筛查

一般来说做唐氏筛查时不需要空腹,但检查当天建议清淡低脂饮食,不要进食鸡蛋、牛奶等高脂肪高蛋白的食物。另外检查还与月经周期、体重、身高、准确孕周、胎龄大小有关,最好在检查前向医生咨询其他准备工作。

(二)报告单解读

甲胎蛋白(AFP)是胎儿干细胞和卵黄囊合成的一种血清糖蛋白,在妊娠期间具有免疫抑制作用,能保护胎儿不受母体排斥。妊娠早期母血AFP浓度最低,随妊娠进展而逐渐升高。妊娠28~32周时达高峰以后又下降。胰岛素依赖型糖尿病患者AFP会降低。孕妇体重高者AFP低,吸烟者AFP偏高,肝功能异常AFP增高。

怀有先天愚型胎儿的孕妇,其血清游离人绒毛膜促性腺激素 β 亚基(free β-HCG)水平呈明显升高,所以free β-HCG的MOM异常需进一步检查。

先天愚型胎儿母血清HCG和 β-HCG均在呈持续上升趋势,一般为通常孕妇的1.8~2.3 MOM值和2.2~2.5 MOM值。18-三体胎儿母体血清 β-HCG表现为降低,一般≤0.25 MOM作为18-三体的高风险的重要表现。

MOM 值是一个比值,即孕妇体内标志物检测值除以相同孕周正常孕妇的中位数值。由于产前筛查物的水平随着孕周的增加会有很大变化,因此其值必须转化为中位数的倍数 MOM 表示使其"标准化"便于临床判断。

游离雌三醇(μE_3)是胎儿胎盘单位产生的主要雌激素,由于胎儿的肾上腺皮质发育不良导致 μE_3 的前体——硫酸脱氢表雄酮的合成减少,从而使 μE_3 减少。怀有先天愚型胎儿的母亲血清中 μE_3 表现为降低,一般正常平均 MOM 值为 0.7。

抑制素-A(Inhibin A)是一种蛋白激素,由女性卵巢的颗粒层细胞或男性睾丸的滋养细胞分泌产生,可选择性地抑制垂体促卵泡刺激素 FSH 的分泌,亦可在性腺发挥局部旁分泌作用来调节卵泡的生成。唐氏综合征患儿的妊娠母体血清抑制素 A 明显升高。

唐氏筛查的主要目的是通过化验孕妇的血液,结合其他临床信息来综合判断胎儿患有唐氏综合征的危险程度,如果唐氏筛查结果显示胎儿患有唐氏综合征的危险性比较高,就应进一步进行确诊性的检查——羊膜腔穿刺检查。

四、唐氏筛查、无创 DNA、羊膜腔穿刺、脐带血穿刺如何选择？

随着医学遗传学和产科的发展，孕期进行唐氏筛查、无创 DNA、羊膜腔穿刺和脐带血穿刺等操作已经是孕期常用的排除或者确认胎儿遗传病检查方法，每种方法都有其特定的适用阶段和检查目的。那孕妈妈如何选择更适合自己的检查呢？

1. 唐氏筛查：适用阶段通常在孕早期和孕中期进行。

（1）操作方法：通过抽取孕妇静脉血液进行检查。孕早期主要结合血清妊娠相关蛋白和人绒毛膜促性腺激素等指标，孕中期则结合血清甲胎蛋白、HCG、非结合雌三醇等指标，同时考虑孕妇的年龄等参数，以计算胎儿患唐氏综合征的风险。

（2）选择建议：作为初步筛查手段，适用于<35 岁、无超声异常、无不良孕产及家庭史的孕妇。如果结果为高风险，可能需要进一步的无创 DNA 或羊膜腔穿刺检查。

2. 无创 DNA：适用阶段为孕 12 ~ 22 周+6 天。

（1）操作方法：通过采集孕妇外周血，通过游离的来自胎儿的 DNA，分析胎儿的染色体情况，以检测染色体非整倍体疾病的风险。

（2）选择建议：适用于唐氏筛查结果为高风险的孕妇，特别是高龄产妇。无创 DNA 具有较高的准确率，且相对安全。

3. 羊膜腔穿刺：适用阶段为孕 16 ~ 22 周+6 天。

（1）操作方法：在 B 超引导下，通过细针抽取孕妇子宫内的羊水，进行细胞培养并观察染色体情况。

（2）选择建议：适用于高龄产妇、产前筛查高风险超声胎儿结构异常或既往有不良孕产史的孕妇。羊膜腔穿刺可以提供较为准确的诊断结果，但存在一定风险，如穿刺失败、流产、感染等，因此应在有资质的医疗机构进行。

4.脐带血穿刺:适用阶段为孕24周以上如需要进一步了解胎儿状况时。

(1)操作方法:在B超引导下,通过穿刺孕妇腹壁和子宫壁,取得胎儿的脐血样本进行检测。

(2)选择建议:脐带血穿刺通常作为其他检查方法的补充,或者错过羊膜腔穿刺时机者。

总的来说,选择哪种检查方法应根据孕妇的具体情况、孕周以及医生的建议来确定。在进行任何检查之前,孕妇应充分了解检查的目的、风险以及可能的后果,并在专业医生的指导下进行决策和操作。同时,保持良好的心态和合理的饮食作息也是孕妇孕期健康的重要保障。

五、羊膜腔穿刺风险大吗?

羊膜腔穿刺作为一种产前诊断方法,其风险性是存在的,但一般来说,这种风险是相对较小的。医生会在确保安全的前提下进行此项操作,并且会采取一系列的措施来降低潜在的风险。

羊膜腔穿刺的风险主要包括以下几个方面。

1.感染风险:任何涉及穿刺进入体内的操作都有可能导致感染,但医生在进行羊膜腔穿刺时会严格遵守消毒程序,使用无菌技术,以最大程度地降低感染的风险。

2.出血或羊水泄漏:在穿刺过程中,有时可能会发生少量的出血或羊水轻微泄漏,但大多数情况下这些现象都是短暂的,并不会对胎儿或母体造成严重影响。

3.胎儿损伤:虽然医生会尽量避免伤害胎儿,但在某些情况下,如胎儿位置不佳或操作难度较高时,可能会存在轻微的胎儿损伤风险。这种损伤通常是轻微的,并且会很快恢复。

4.流产风险:羊膜腔穿刺有一定的流产风险,但这一风险相对较低。医生会根据孕妇的具体情况来评估是否进行羊膜腔穿刺,并会在必要时采取额外的预防措施。

为了减少羊膜腔穿刺的风险,孕妇在接受此项检查前应该进行全面的产前检查,与医生充分沟通,了解自身的健康状况和胎儿的情况。在操作过程中,孕妇应保持放松和配合医生的指导,避免过度紧张或焦虑。同时,在羊膜腔穿刺后,孕妇需要密切关注身体状况,如有任何不适或异常情况应及时就医。

总的来说,虽然羊膜腔穿刺存在一定的风险,但医生会根据具体情况进行评估和操作,以最大程度地保障孕妇和胎儿的安全。因此,对于需要进行羊膜腔穿刺的孕妇来说,保持放松的心态和积极的合作是非常重要的。

六、孕期"大排畸"检查的时机及重要性

孕妈妈自从怀孕就开始做各种各样的检查,生怕自己一个不留神错过一些重要的检查。今天我们就来谈一谈"大排畸"检查。

(一)什么是"大排畸"检查?

孕妈妈们口中的"大排畸"检查其实就是产前系统超声筛查,是应用超声对胎儿进行影像学检查,为临床提供诊断参考的一种检查技术。"大排畸"检查受孕周、胎儿体位、孕妇腹壁厚度、畸形种类、羊水量、检查所花的时间、超声医生水平、超声诊断仪的质量等多种因素的影响。原卫生部《产前诊断技术管理条例》规定于妊娠 18～24 周应诊断的致死性畸形包括无脑儿、严重的脑膨出、严重的开放性脊柱裂、严重胸腹壁缺损内脏外翻、单腔心、致死性软骨发育不全等。大多数医院在孕 20～24 周进行产前筛查,该阶段胎儿多个器官已发育成熟,羊水量适中,胎儿相对容易变换体位,有利于超声筛查胎儿结构。

(二)"大排畸"检查能查出来什么?

"大排畸"检查能查出来以下情况。

1. 胎儿数目。

2. 胎方位。

3. 观察并测量胎儿心率。

4. 胎儿生物学测量:①双顶径;②头围;③股骨长度;④腹围。

5. 胎儿解剖结构检查

(1)胎儿头颅:观察颅骨强回声环,观察颅内重要结构,包括大脑半球、脑中线、侧脑室、丘脑、小脑半球、小脑蚓部、颅后窝池。

(2)胎儿颜面部:观察上唇皮肤的连续性。

（3）胎儿颈部：观察胎儿颈部有无包块、皮肤水肿。

（4）胎儿胸部：观察胎儿双肺、心脏位置。

（5）胎儿心脏：显示并观察胎儿心脏四腔心切面、左心室流出道切面、右心室流出道切面、三血管气管切面。怀疑胎儿心脏大血管畸形者，建议进行针对性产前超声检查（胎儿超声心动图检查）。

（6）胎儿腹部：观察腹壁、肝、胃、双肾、膀胱、脐带腹壁入口。

（7）胎儿脊柱：通过脊柱矢状面、横切面观察脊柱，必要时可加做脊柱冠状面扫查。

（8）胎儿四肢：观察四肢长骨，如肱骨、尺骨、桡骨、股骨、胫骨、腓骨等。

（9）胎儿附属物检查：①胎盘及脐带，观察胎盘位置、厚度、内部回声、下缘与宫颈内口关系、判断胎盘脐带插入位置及脐带血管数目。②羊水量，用羊水最大深度或羊水指数评估羊水量。

（三）哪些畸形"大排畸"可能无法检出？

有些畸形在出生后才可以明确临床诊断，比如小的室间隔缺损。有些疾病产前超声不能做出诊断，如胎儿生殖器两性畸形、子宫先天性畸形、胎儿皮肤微小异常、神经肌肉功能方面的异常等。还有些畸形如关节、软组织异常、Ⅰ度唇裂、单纯腭裂、手脚畸形、眼耳异常等超声很难检查出来。还有些在胎儿期是正常的，在生后是异常的问题，比如胎儿期的动脉导管、房间隔卵圆孔、静脉导管，它们在维持胎儿血流动力学起到重要作用。

孕妈妈们，虽然目前"大排畸"超声的诊断水平已经有了相当大的提高。但是产前超声检查并不是一种万能的检查方法，也具有一定的局限性。

七、宫颈管长度需要检查吗?

许多孕妈妈经常疑惑"为什么有的孕妈妈做超声查宫颈管长度?""我需要查吗?""查宫颈管长度是做腹部超声还是阴道超声?"诸如此类的问题困扰着孕妈妈们。今天我们就来一一解答。

(一)为什么孕期测量宫颈管长度?

简单介绍一下子宫的结构,子宫由宫体和宫颈两个部分组成的。随着孕周的增加,宫体逐渐增大,而宫颈在孕期维持相对稳定,孕晚期宫颈缩短变软,临产后宫颈管进行性缩短,宫口扩张,宝宝经阴道分娩。

成年女性的宫颈管长度在 25 ~ 30 mm,宫颈管长度的中位数为:妊娠 22 周前为 40 mm,妊娠 22 ~ 32 周为 35 mm,妊娠 32 周后为 30 mm。妊娠 16 ~ 24 周宫颈管长度≤25 mm,或宫颈内口漏斗形成伴有宫颈缩短,提示早产的风险增大,且宫颈管长度<15 mm 的阳性预测价值更大,宫颈管长度>30 mm 的阴性预测价值更大。另外,对于宫颈管长度在 20 ~ 30 mm 的孕妇,需要动态监测宫颈管长度,可以进一步取宫颈分泌物检测胎儿纤连蛋白,提高预测的准确性。值得注意的是胎儿纤连蛋白的阴性预测价值更大。中华医学会发布了《早产的临床诊断与治疗指南》,提出:对于有自发性早产或者流产史的孕妇,在孕 14 周开始每 1 ~ 2 周进行 1 次阴超测量宫颈长度,直到孕 24 周。

(二)早产的高危因素有哪些?

测量宫颈管长度主要用于预测早产的风险,那么,哪些人群是早产的高危人群呢? ①有晚期流产及(或)早产史者;②孕中期经阴道测量宫颈管长度<25 mm 的孕妇;③有子宫颈手术史者;④孕妈妈年龄大于 35 岁或≤17 岁;⑤妊娠间隔过短的孕妇,2 次妊娠间隔在 18 ~ 23 个月,早产风险相对较低;⑥过

度消瘦式减肥者,如体重指数(BMI)<19 kg/m² 或孕前体重<50 kg；或者 BMI>30 kg/m² 者；⑦多胎妊娠者；⑧辅助生殖技术助孕者；⑨胎儿结构畸形和(或)染色体异常、羊水过多或过少者；⑩有妊娠合并症者；⑪有烟酒嗜好或吸毒的孕妇。

(三)如何测量宫颈管长度?

测量宫颈管长度首选方法是超声,经阴道超声和经腹部超声都可以用于测量宫颈管长度,其中经阴道超声测量宫颈管长度被认为是评估宫颈管长度预测早产的"金标准"。经阴道超声测量宫颈管长度对孕妈妈来说是安全的,一般不会增加早产、胎膜早破等风险。

(四)如果宫颈管变短,该怎么办呢?

宫颈管缩短预示早产的风险大,一般治疗包括:适当休息；孕周小于 35 周,一周内可能分娩的孕妇应用糖皮质激素促胎肺成熟治疗；宫缩抑制剂抑制宫缩治疗；排查感染因素,有指征的预防或治疗感染。治疗方法包括保守治疗和手术治疗,保守治疗包括使用孕酮和子宫托,孕酮可选择口服和阴道用药,应用子宫托能否预防早产目前争议较大,临床应用相对较少。手术治疗主要是经阴道宫颈环扎术,对于反复流产、经阴道宫颈环扎失败的孕妇,也可以在孕前选择经腹宫颈环扎术。

八、妊娠糖尿病筛查的意义？

为什么孕妈妈要做糖尿病的筛查呢？我想很多孕妈妈都有这样的疑问。"听说糖耐量检查需要抽 3 次血,真的有必要做吗？我能不能不检查啊?"临床工作中诸如此类的问题经常遇到。那么今天,我们就来讲一讲妊娠糖期尿病的筛查及意义。

(一)如何筛查妊娠糖尿病？

在妊娠的 24~28 周有一项非常重要的检查,即口服葡萄糖耐量试验,简称 OGTT,是诊断妊娠糖尿病的"金标准"。中华医学会《2022 版妊娠期高血糖诊治指南》推荐,建议所有孕妇在首次产前检查时进行空腹血糖的筛查以排除孕前漏诊的糖尿病,空腹血糖≥5.6 mmol/L 诊断为"妊娠合并空腹血糖受损",应该在专业医生的指导下调整饮食,适量运动。首次产检的孕妇要排查糖尿病的高危因素,包括:肥胖、一级亲属患有 2 型糖尿病、冠心病、慢性高血压、高脂血症、妊娠糖尿病病史、巨大儿分娩史、多囊卵巢综合征病史、孕早期空腹尿糖反复阳性、年龄>45 岁。有糖尿病高危因素的孕妇应加强健康宣教和生活方式的管理。

(二)妊娠糖尿病对母亲及胎儿的影响有哪些？

妊娠糖尿病对母亲及胎儿都有严重的影响,特别是病情较重、血糖控制不佳的孕妇,流产、妊娠高血压、感染、羊水过多、难产、产道裂伤、剖宫产率、产后出血等发生率增加。1 型糖尿病孕妇易发生糖尿病酮症酸中毒,严重威胁孕妈妈的生命安全。另外,既往有妊娠糖尿病病史的孕妇,再次妊娠发生妊娠糖尿病的概率高达33%~69%,远期患糖尿病及心血管系统疾病的发生率均增加。妊娠糖尿病对胎儿及新生儿的影响较大,如巨大儿、胎儿生长受限、流产和早产、胎儿畸形、胎儿窘迫和胎死宫内。此外,妊娠糖尿病的孕妇所生的新生儿呼吸窘迫综合征发生率增高，新生儿容易发生低血糖。因此，妊娠期期进行糖耐量的筛查是必要的，也是必需的。

（三）妊娠糖尿病如何诊断呢？

推荐妊娠的 24～28 周行 75 g OGTT 检查，空腹，口服葡萄糖后 1 小时、2 小时的血糖阈值分别为 5.1、10.0、8.5 mmol/L，任何一个时间点的血糖值达到或超过上述标准即诊断为妊娠糖尿病。行 OGTT 检查的注意事项：检查前连续 3 天正常饮食，每日进食碳水化合物不少于 150 g；检查前禁食 8～10 小时；检查期间静坐。5 分钟内口服含 75 g 无水葡萄糖的液体 300 mL，分别抽取空腹、服糖后 1 小时、服糖后 2 小时的静脉血，采用葡萄糖氧化酶法测定血浆葡萄糖水平。应于清晨 9 点前抽取空腹血，避免影响检验结果。OGTT 一般在妊娠的 24～28 周进行，若超过 28 周，也建议尽早行 OGTT。具有妊娠糖尿病高危因素的孕妇，首次 OGTT 检查正常的，如孕妈妈出现羊水过多或可疑巨大儿的，必要时可在孕晚期重复 OGTT 检查。

口服葡萄糖耐量试验结果异常，即可诊断为妊娠糖尿病。大部分妊娠糖尿病孕妇通过饮食调整、适量运动即可控制血糖在正常范围，少部分孕妇可能需要应用胰岛素降糖。控制饮食不是单纯地靠"少吃"，在保证热量、营养的前提下，适当调整饮食结构，使血糖水平稳定，需要监测空腹及餐后血糖，关注胎儿的生长发育及胎心胎动情况。

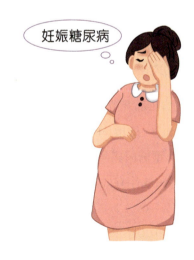

妊娠糖尿病

九、孕期如何补钙?

多数孕妈妈们都知道孕期容易缺钙,缺钙会影响胎儿的生长发育,孕期需要补钙,不过对于孕期补钙的相关知识并不十分了解。今天,我们就来详细讲一讲孕期补钙的相关知识。

(一)孕期为什么要补钙?

钙是人体含量最多的矿物元素。孕期钙的需求增加,孕期缺钙会引起孕妈妈"小腿抽筋"、骨质疏松等。对胎儿的影响诸多,如胎儿骨骼及牙齿发育不良、宫内发育迟缓,新生儿先天性佝偻病、新生儿低钙惊厥,使婴儿出牙晚、牙齿排列不齐,还可导致先天性喉喘鸣、婴儿水肿、免疫功能下降等。

(二)孕期如何补钙?

孕期可以吃含钙高的食物,常见富含钙的食物如奶制品、虾皮、坚果等,增加钙的摄入。《中国居民膳食指南》中建议普通孕妇妊娠期膳食钙每日适宜摄入量为:孕早期800 mg/天。孕中期1000 mg/天,孕中期是胎儿的快速生长期,对钙的需求增加,需要选择含钙量高的钙片服用,同时多晒太阳促进钙吸收。孕晚期1200 mg/天。

对于部分特殊孕妇,如不喝奶的孕妇、低钙摄入地区孕妇、高血压疾病高危风险孕妇、双胎妊娠等,推荐孕期每日补充钙剂1000～1500 mg直至分娩。哺乳期也需要每日摄入1200 mg的钙,但要注意最高摄入量不超过2000 mg/天。

很多孕妈妈有以下疑问:①补钙会影响顺产吗? 其实大可不必担心。钙不会直接在胎儿头骨沉积,也不会造成头骨变硬。宝宝的颅骨并不是一块完整的骨头,骨与骨之间有缝隙,有一定的变形能力,补钙并不会影响顺产。②补钙会导致孕期便秘吗? 孕期补钙可能会导致或加重孕期便秘,孕期胃肠道平滑肌的蠕动减弱,再加上补钙确实容易让准妈妈们出现便秘,不过可以通过一些方法来改善,如早上起床喝 300 mL 的温开水、多吃含粗纤维的绿叶子青菜、补充乳酸杆菌、适量运动等,也可以选择更换吸收率较高的钙剂。③喝骨头汤就能补钙吗?不能,骨头中虽然含钙丰富,但很难溶解到汤里,汤里最多的是脂肪、盐和嘌呤,因此喝骨头汤不仅不补钙,还容易导致长胖。

(三)孕期补钙的注意事项有哪些?

补钙要注意以下几点:①钙剂不是越贵越好。应根据实际情况选择,如碳酸钙补钙性价比最高,含有山梨醇的钙剂有助缓解便秘。②一次性大剂量补充钙剂影响钙的吸收,可以选择剂量小的钙片,每天分 2~3 次服用。③避免空腹补钙,钙片最好在用餐时或餐后服用。④避免与奶类同服,牛奶、酸奶等奶制品中含大量钙质,若与钙片同时服用,影响钙吸收效果。⑤避免与铁剂同服,铁剂与钙剂相互影响吸收,应尽量避免同时服用。⑥多晒太阳,补钙效果更好,维生素 D 能够促进钙的吸收。

十、孕期如何补铁?

孕妈妈每日摄入的食物除了维持自身代谢需要外,还要供给胎儿生长发育所需。孕期营养不良对孕妈妈和宝宝均有重要的影响,甚至对宝宝出生后的成长和代谢产生不利的影响。因此,孕妈妈们一定要重视孕期营养,合理饮食,营养均衡,至关重要。

(一)孕期为什么要补铁?

铁是人体重要的必需微量元素之一,是体内一些重要蛋白和酶的组成部分,参与体内氧的运送和组织呼吸代谢过程,维持正常造血和免疫功能。随着妊娠的进展,孕妇的血容量和红细胞数量不断增加,胎儿的生长发育和胎盘组织的生长均需要补铁。孕期应常吃含铁丰富的食物,孕中期和孕晚期每日铁的推荐摄入量分别为 24 mg 和 29 mg。

(二)孕期如何补铁?

有不少孕妈妈认为多吃含铁的食物就可以了,不需要单独补充铁剂。那么,孕期该如何补铁呢? 单纯靠食物来补铁可不可以呢?

食物中的铁分为血红素铁和非血红素铁两种形式。动物性食物中主要是血红素铁,可直接被肠黏膜上皮细胞吸收,吸收率较高,是铁良好的来源;植物性食物中主要是非血红素铁,必须转化为亚铁后才能吸收,并受植酸盐、草酸盐等因素影响,吸收率较低。动物血、肝含铁量丰富,且所含的铁为血红素铁,生物利用率高,孕妇每周摄入 1～2 次动物血和肝,每次 20～50 g,基本能满足孕期增加的铁需要。此外,维生素 C 有助于提高铁的吸收和利用率,因此在食用这些含铁量高的食物时,可配以含维生素 C 较多的蔬菜和水果。

大部分人普遍认为缺铁等同贫血。其实不然,贫血原因有很多,比如缺铁、叶酸缺乏、维生素 B_{12} 缺乏、骨髓造血功能异常、病毒感染、红细胞酶缺乏等都可以引起贫血。铁缺乏不一定就会贫血，缺铁性贫血期是缺铁最为严重的阶段。

非孕期女性，血清铁蛋白<15 μg/L 时考虑铁缺乏。对于孕妇来说，血清铁蛋白<20 μg/L 时即为缺铁。当血清铁蛋白<30 μg/L 时提示体内储存铁即将耗尽，需及时治疗。因此，孕期要定期监测血常规、铁蛋白。WHO 的标准为孕妇外周血血红蛋白<110 g/L 及血细胞比容<0.33 时为贫血。诊断明确后，根据缺铁的程度选择相应的治疗方案。对于妊娠女性常规建议预防性补充铁剂，因妊娠期对铁需求增加，即使身体不缺铁，也需要维持每天30 mg 低剂量元素铁的摄入。首选口服铁剂，如果效果不理想，可以考虑静脉补铁。

（三）孕期补铁有哪些注意事项？

值得注意的是补铁也不是越多越好，盲目补铁也有风险，国外研究表明，血红蛋白水平过高或过低对妊娠结局及新生儿近期远期生活质量均存在安全风险，补充铁剂过多可能会诱发心脏病、肝硬化等严重疾病。补铁、补钙要分开，最少间隔 1 小时以上，牛奶、咖啡等影响铁吸收，不宜同时服用。服用铁剂后可能会出现黑便，属于正常现象。

孕妈妈们平时应注意孕期营养，合理饮食，均衡营养，克服偏食习惯，增加优质动物蛋白质和各种维生素的摄入。备孕、孕期及哺乳期的女性，需要经医生评估检查后，提供最适合您的优选补充方案。

十一、孕期能过性生活吗？

怀孕了，孕妈妈们经常为同房这事儿纠结。同房吧，怕对宝宝不好，不同房吧，长时间没有性生活又担心影响夫妻感情。虽然有性生活的需求，孕妈妈们和准爸爸们碍于面子不好意思咨询医生，今天我们就来谈一谈孕期性生活的相关问题。

(一)孕期能性生活吗？

有研究指出，怀孕期性行为不会引起胎膜早破、新生儿体重过轻、死亡等问题；另有研究结果指出，性行为不会使胎儿健康受损，也不会造成早产。一项研究表明，在怀孕后期约 30% 的孕妇有性生活，对早产并无影响；另一项将近 4 万人的研究指出，在怀孕 29 周、32 周及 37 周时从事性行为，并无明显证据表明对胎儿有不利的影响。从医学角度上来说，孕期同房并不是不可以，不过一定要注意以下几点。

孕期前 3 个月，胚胎和胎盘正在逐步形成，胎盘还不是很稳定，同房容易导致出血、流产。此外，孕吐及疲倦乏力感让部分孕妇抵触性生活。孕中期，胎儿处于相对稳定的状态，妊娠反应减轻，孕妇体内激素分泌逐渐增多，对性生活的期待也逐渐复苏，可以适当性生活。孕期后 3 个月，子宫进一步增大，同房可能出现胎膜早破、胎盘早剥、出血、感染、早产等。

(二)孕期哪些情况不适合性生活？

当然，并不是所有的孕妇都可以性生活，孕期不适合性生活的情况包括：阴道出血、胎膜早破、前置胎盘、习惯性流产、早产史者。此外，有不良孕产史、宫颈机能不全、多胎妊娠以及妊娠合并心脏病、生殖道炎症、伴侣有性传播疾病等也不建议孕期性生活。

一项针对 2 万多位孕妇所做的研究表明，怀孕最后 1 个月每周性行为超过1次者,羊水感染的机会增加了30%,而且婴儿出生时,比较容易发生呼吸困难、黄疸、缺氧及活动力差等问题,概率是没有性行为者的2倍。

(三)孕期性生活需要注意哪些情况?

孕期同房还要注意以下几点。

(1)准爸爸要体贴孕妈妈心理及身体的不舒服,关心尊重她;孕期性生活切忌粗暴,力度要适度,根据孕妈妈的身体情况控制频率及力度。

(2)不要冲击和压迫孕妈妈的腹部,当中晚孕期腹部逐渐增大后,平卧时,下腔静脉受压过久,可能出现仰卧位低血压导致孕妇不舒服,也可影响胎盘血供并影响胎儿供血、供氧。所以姿势可以改侧卧或后入位。

(3)不要刺激乳头,孕期同房尽量避免过度抚摸乳房,尤其是乳头,刺激乳头会造成子宫收缩,影响胎盘及胎儿的血液循环,诱发早产。

(4)注意清洁卫生,孕期阴道分泌物增多,抵抗力下降,易感染。双方应清洁外阴,保持卫生。另外,戴避孕套可隔断性传播疾病及降低妇科炎症。

(5)同房过程中,孕妈妈一旦出现任何不适症状,都应该立刻停止,必要时到医院就诊。

十二、妊娠纹可以预防吗？

说起妊娠纹，孕妈妈们几乎都是"闻之色变"，有些妊娠纹确实触目惊心，虽然妊娠纹其实对身体健康几乎没有什么影响，但对于大多数孕妈妈来说难以接受。相信广大的孕妈妈们都想知道妊娠纹到底能不能预防？

(一)妊娠纹是如何形成的？

一方面，随着孕周的增加，子宫越来越大，腹壁的皮肤所承受的张力越来越大，皮肤的真皮层胶原纤维和弹性纤维断裂。另一方面，怀孕后激素水平增高，糖皮质激素分解弹力纤维蛋白，使弹力纤维变性，而雌激素抑制弹力纤维生长。那么表现在皮肤上，就生成了所谓的"妊娠纹"，初始是像波浪、似树枝的紫红色，慢慢地变成白色，略带光泽的纹路。妊娠纹最容易出现的地方是脂肪较多的地方，如腹部、臀部、大腿及胸部。

(二)妊娠纹的多少,是否严重与哪些因素相关呢？

孕妈妈们为了预防妊娠纹，也是做足了功课，恨不得把各种商家平台销售的油、膏、胶都用上，那么这些预防妊娠纹的产品到底有用吗？遗憾的是，目前没有确切的证据证明这些产品有效。妊娠纹的多少及严重程度与以下几种因素相关。

1.遗传因素：很多孕妈妈的妊娠纹很少，那么大概率女儿的妊娠纹也很少。

2.体重增长的速度：体重增长太多，皮肤被撑开的程度越大，皮肤内的胶原纤维和弹性纤维更容易断裂。孕期要控制体重的增长速度，避免短期内迅速增长。

3.皮肤状态：如果孕妇不经常锻炼，营养不够均衡，皮肤的状态就不好，肌肤缺水，弹性不足，更容易形成妊娠纹。

4.年龄：年龄大，特别是 35 岁以上的孕妇，皮肤的代谢和修复能力会下降。

5.怀孕次数：多次怀孕、多次生育意味着皮肤要承受多次拉伸，更容易产生妊娠纹。

（三）如何预防妊娠纹呢？

1.控制体重：如果胎儿长得过大或体重增长过快，皮肤中的弹力纤维断裂，就会形成妊娠纹。所以最重要的还是要控制体重，控制腹围增长的速度。孕期做好体重管理工作，要保证均衡、营养的膳食，避免过多摄入碳水化合物和过剩的热量，导致体重增长过多。

2.适当运动：运动能加速血液循环，氧气和水分能有效传送到皮肤细胞，让皮肤充满弹性。运动还能有效控制孕期体重的增长，消耗掉多余的热量，减少腰腹部脂肪的堆积，让皮肤变得更加紧致，弹性更好，从而降低妊娠纹发生的概率。根据《中国居民膳食指南》的建议，孕中晚期的准妈妈每天可以进行至少30分钟中等强度的运动。准妈妈们可以试试孕妇健身操、瑜伽、太极等运动方式。

3.适当补充维生素、蛋白质：合理摄入蔬菜水果，吃一些富含蛋白质和维生素的食物，可以增加肌肤弹性。每日保证足够的饮水量，也有助于皮肤的新陈代谢，预防妊娠纹的发生。

4.托腹带的应用：利用托腹带托起腹部，可以一定程度上减少下肢负担，减缓因腹部增长向下延展拉扯的力量，避免妊娠纹的产生。托腹带还能增加腿部血液循环，对于下肢妊娠浮肿、静脉曲张起到改善和预防的作用。

十三、孕期能进行运动吗?

众所周知,运动有诸多益处。那么,孕期适合运动吗? 孕期能做哪些运动呢? 孕期运动需要注意哪些问题? 今天,我们一起探讨孕期运动的相关问题。

(一)孕期能运动吗?

运动可以促进机体血液循环和新陈代谢,增强心肺功能,有助改善焦虑情绪、改善睡眠,减少孕期抑郁的发生。同时,可以加强孕妈妈核心肌肉力量,缓解孕期腰腿疼痛、预防及减轻关节水肿。此外,有助于增加体力,促进分娩,减少剖宫产的发生。再者,妊娠期适当运动可以控制孕妇妊娠期体重过度增长,减少胰岛素抵抗,有利于预防妊娠糖尿病、子痫前期等妊娠并发症的发生。孕期适当有氧运动也有助于减少巨大儿、子代远期肥胖及心血管相关疾病的发生,从而改善母儿预后,保障母婴安全和健康。

(二)适合孕期的运动有哪些?

孕期运动形式可以分为有氧运动及抗阻力运动。其中有氧运动包括散步、游泳、有氧操、慢节奏的舞蹈等,抗阻力运动包括瑜伽、伸展运动及盆底肌肉锻炼,如凯格尔运动,孕妇每周可以进行 3~5 次的盆底肌肉训练,以减少孕期及产后尿失禁的风险。同时,不同妊娠时期,进行运动的侧重点不同。

孕早期运动节奏要慢,应避免引起母体体温过高的运动,如高温瑜伽或普拉提,因为过高的体温可能会增加胎儿神经管缺陷的风险。孕中期,孕妇可以进行一些运动强度相对增加的运动,运动幅度一定要避免过大。这些运动可以帮助孕妇增强自身的柔韧性。孕晚期可以做一些伸展运动。加强手臂、腿部、盆底肌肉的训练,为以后的分娩做准备。但是要注意避免有身体接触、有摔倒及受伤风险的运动,以及容易引起静脉回流减少和低血压的仰卧位运动。

(三)哪些情况不适宜进行孕期运动?

并不是所有的孕妈妈都可以正常运动,孕期不适宜运动的状况包括:严重的心脏或呼吸系统疾病,重度子痫前期/子痫,未控制的高血压、甲状腺疾病、1 型糖尿病等,以及宫颈机能不全、持续阴道出血、先兆早产、前置胎盘、胎膜早破、重度贫血、胎儿生长受限、多胎妊娠等。此外,当孕妈妈运动时如出现阴道出血、规律并有痛觉的子宫收缩、胎膜破裂、呼吸困难、头晕、头痛、胸痛、肌肉无力影响平衡等情况,应停止运动,并及时就诊。

(四)孕期运动有哪些注意事项?

推荐运动频率每周 4～5 天,每次持续 30 分钟,运动强度以中等强度运动为宜。中等强度运动指孕妇感觉运动"有点困难",但仍可以在运动的时候与人正常交谈,感觉运动强度既不会过于轻松也不会过度剧烈。对于孕前无运动习惯的孕妇,孕期运动应从低强度开始,循序渐进。

孕妈妈在运动前应做好充分的热身运动,避免肌肉拉伤与过度疲劳;注意保持充足的水分供给;运动时穿着宽松舒适的衣服;要注意运动的频率与幅度,应避免在高温和高湿度环境中进行运动;当孕妇在运动过程中出现任何不适,都应停止活动并就医;妊娠糖尿病或糖尿病合并妊娠的孕妇若使用胰岛素治疗,需警惕运动可能会引起低血糖,尤其是孕早期;孕前肥胖孕妇的妊娠期运动应从低强度、短持续时间开始,然后逐渐加强,孕早期甚至孕前即开始运动干预,可能获益更大。

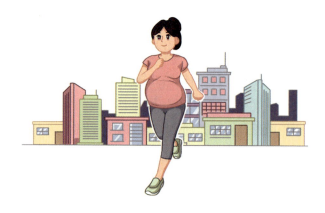

十四、如何做到长胎不长肉?

孕期合理的饮食、体重适当的增加对孕妈妈和宝宝是有益的。为了孕妈妈和胎宝宝的健康,孕期体重管理可是重中之重。但是很多孕妈妈反映:明明吃得少,为什么肚子还是像气球一样吹起来了,控制体重真的好难。那么孕期怎么样才能做到"长胎不长肉"呢?

(一)宝宝的体重与哪些因素有关?

孕期的饮食要注意营养均衡,不能孕妈妈想吃多少就吃多少,需要考虑胎儿生长发育的需要。判断孩子偏大偏小要综合多次超声检查,通过胎儿生长曲线来看总的生长发育趋势,如果预估胎儿体重在第 10 ~ 90 百分位数,属于正常范围。胎儿偏大首先要进行血糖的检查,排查有无妊娠糖尿病。胎儿体重小于第 10 百分位数,需要进一步检查胎儿血流多普勒超声,产前诊断排查有无染色体和基因异常,还需要排查引起胎儿生长受限的母体因素。多数孩子出生时,体重基本在 3000 ~ 3500 g 多。如果排除异常情况,即使是小于 3000 g,或者是大于 4000 g,也是正常的。另外,胎儿的生长发育速度通常不是匀速的,只要体重是在正常的体重曲线范围之内就可以。

(二)孕期体重增长多少合适?

孕期体重的构成主要包括胎儿、胎盘、羊水、子宫、乳腺、血液等,既然孕期体重增长过多有危害,那体重增长太少呢? 孕期体重增长太少容易影响胎儿健康,甚至出现早产等严重并发症,而早产宝宝很可能会出现肺发育不良及心功能不全等问题。因此,孕妈妈要做的就是根据孕前体重状况,适量增加体重。大家可以根据自己的体重指数[BMI = 孕期体重(kg)/身高(m)^2]来看看自己在孕期需要增加多少体重。

妊娠期妇女体重增长范围和妊娠中晚期每周体重增长推荐值如下。

妊娠前女性体重 指数分类	总增长值 范围/kg	妊娠早期增长值 范围(kg/周)	妊娠中晚期增长值均值 及范围(kg/周)
低体重(BMI< 18.5 kg/m²)	11.0 ~ 16.0	0 ~ 2.0	0.46(0.37 ~ 0.56)
正常体重(18.5 kg/m² ≤ BMI<24.0 kg/m²)	8.0 ~ 14.0	0 ~ 2.0	0.37(0.26 ~ 0.48)
超重(24.0 kg/m² ≤ BMI<28.0 kg/m²)	7.0 ~ 11.0	0 ~ 2.0	0.30(0.22 ~ 0.37)
肥胖(BMI ≥ 28.0 kg/m²)	5.0 ~ 9.0	0 ~ 2.0	0.22(0.15 ~ 0.30)

孕期并不是每个月都需要体重增长,一般来说,孕12周前,不建议有明显的体重变化,这个阶段胎儿处于器官发育期,无论胎儿还是母体都不会有明显变化,建议体重±2 kg。孕13周到孕27周胎儿器官开始不断发育成熟,孕妈妈过了早孕反应阶段,胃口逐渐好转,这个时候就需要注意营养均衡,适当控制摄入量。孕28周以后胎儿快速增长,很多孕妈妈会发现这个阶段体重有些不受控制地增长,所以尤其需要做好体重管理。

(三)孕期如何做到营养均衡、合理饮食?

建议孕妈妈每天吃4 ~ 6顿饭,但每顿要少吃些,三餐外适当加餐2 ~ 3次,加餐可选择无糖酸奶、坚果、番茄、黄瓜等低升糖食物。均衡、多样化就是讲究营养要素的均衡摄入,原则上蔬菜每天可以吃到500 g以上,绿色、深色蔬菜占一半或以上,而水果则应控制在每日200 ~ 300 g,建议尽量选择低糖的水果。当然,每日保证碳水化合物和蛋白质的摄入。有些孕妈妈存在一个误区,为了控制体重和血糖,会刻意不吃主食。事实上孕妈妈和胎儿脑细胞的代谢需要消耗血糖来得到能量,这些都需要主食提供。因此,不吃主食很容易发生低血糖,影响胎儿的大脑发育,还会产生对神经系统有毒性作用的酮体,对健康不利。所以一定要食用足量的主食,推荐每天摄入能量占总能量的50% ~ 60%。

孕妈妈们,能做到以上这些,您就可以轻松控制体重增长了!

十五、孕期便秘怎么办?

便秘是指排便次数减少、粪便干硬或排便困难。排便次数减少是指每周排便少于3次;排便困难包括排便费力、排出困难、有排便不尽感、排便费时以及需要手法辅助排便,往往伴有腹痛、腹胀、头晕和便血等症状。近年来,便秘的发病率逐年上升,值得关注的是,妊娠期妇女也是便秘的高发人群。有研究发现,妊娠期妇女的便秘发生率可高达40%,严重影响孕妈妈的饮食起居。

(一)妊娠期为什么会便秘?

1. 怀孕后体内激素水平发生变化,影响肠道的正常功能,蠕动减弱,消化和排便功能也随之受到影响。

2. 孕后期随着胎儿长大,子宫也会跟着长大,压迫肠道。

3. 膳食纤维摄入不足、运动减少。

妊娠期便秘的影响可大可小,轻者表现为腹痛、腹胀,严重的便秘会导致肠道梗阻,甚至引起早产。妊娠晚期,便秘还可能会影响分娩过程,引起产程延长,甚至难产和产后大出血等。

(二)孕期便秘怎么办?

1. 增加膳食纤维和水的摄入。多吃水果、蔬菜,适当摄入谷物、豆类和坚果类,如玉米、燕麦、大豆、核桃等;尽量避免进食引起胃肠不适的食物;适量饮水,每日可饮水1.5~2.0 L。

2. 调整心态,积极面对。保持规律的生活作息,每天适时适量地参与户外运动和有益的活动,保持良好的身体状态。

3. 建议在晨起和餐后2小时内尝试排便。如厕排便时需集中注意力,避免受到与排便无关的因素干扰,养成良好的排便习惯,每次大便时间不宜过长,控制在 10 分钟内。

4.药物治疗。经过生活方式和饮食习惯的调整,便秘通常会得到改善,如果无效,可酌情给予通便药物治疗。

(三)常用通便药物有哪些?

1.容积性泻药:小麦纤维素颗粒不被人体吸收,被认为是安全的,可以长期使用,起效作用慢,仅适用于轻度便秘,不能用来处理急性症状,服用时需保障足量的饮水。

2.渗透性泻药:乳果糖口服液是目前我国应用于治疗孕产期便秘常用的通便药,不被吸收入血,不影响营养吸收,不影响胎儿发育,不影响哺乳;服药起始几天可能会出现腹胀,通常继续使用可消失,长期或大剂量使用后出现腹痛、腹泻等症状时应及时就诊告知医生。

孕妈妈们,养成良好的生活习惯是解决便秘的关键。如果便秘严重,非药物治疗无效时,必要时需要应用治疗便秘的药物。

第四部分
孕晚期(28~40周)

一、孕晚期如何产检？

为了解胎儿的情况和准妈妈的个人身体情况，准妈妈需要在怀孕的不同妊娠阶段进行不同的检查。孕晚期指妊娠 28 周到分娩的这一时间段，产检的内容与 28 周之前还是有很大区别的。

（一）孕晚期产检都检查什么

孕晚期胎儿发育较快，准妈妈的各个器官负担较重，产检频率较孕早、中期有所增加。孕晚期产检检查项目包括血常规、尿常规、彩超、心电图、胎心监护、测血压及测量宫高腹围等，必要时也会根据孕妇和胎儿情况进行一些其他的一些特殊检查。具体检查内容大致可以归结为以下几点。

（1）孕晚期需要去待产的医院进行检查各项化验，比如血常规、肝肾功能、凝血功能、传染病、血糖、尿常规、心电图、胎心监护等。

（2）孕晚期彩超需要定期检查，28～32 周还要进行"小排畸"检查，以筛查出 24 周左右"大排畸"时还没出现或者容易漏诊的胎儿畸形。除了"小排畸"，36 周前每 2 周进行 1 次普通彩超，37 周以后每周进行 1 次普通彩超检查，了解胎儿发育情况、羊水指数，如有异常发现，如胎儿生长受限、羊水偏少等要及时住院治疗。

（3）每次产检会测量血压、体重、宫底高度、腹围、胎心率等，32 周之后还会进行连续电子胎心监护等，及时发现胎儿是否有宫内缺氧。

（4）36 周左右需要进行 B 族链球菌筛查，如果有 B 族链球菌感染，临产之后需要青霉素或其他药物治疗。

（5）37 周之后会检查胎儿入盆情况，39 周左右进行骨盆内外测量，了解有无骨盆狭窄，如果骨盆异常，无法阴道分娩，需要剖宫产终止妊娠。

（6）如果有妊娠糖尿病、妊娠高血压等合并症或并发症，也要完善其相关的检查，如空腹及餐后 2 小时血糖、糖化血红蛋白、24 小时尿蛋白、心脏彩超、动态血压等。

（7）孕晚期病情变化快，容易出现多种妊娠期相关特有疾病，或者原有疾病加重，如果孕晚期有各种不适，如心慌、胸闷、头晕、头痛、皮肤瘙痒、腹痛、阴道出血、阴道流液、胎动异常等需要及时到医院就诊，进行必要的检查，以确保母儿安全。

（二）孕晚期的产检都必须做吗？

孕晚期母体的各个器官负担最重，容易出现多种妊娠期特有疾病，一些准妈妈原有疾病可能会在孕晚期加重，一些既往因为无症状不自知的疾病也可能在孕晚期表现出来，从而被诊断，因此孕晚期的产检非常重要，一定要按时做，一次都不能漏。

二、孕晚期能平卧位休息吗?

孕晚期由于子宫增大,平卧位可能压迫下腔静脉影响血液回流,导致心脏回心血量不足,容易造成仰卧位低血压和胎儿宫内缺氧,所以孕晚期最佳睡姿是左侧卧位。但是侧卧位久了孕妈妈也会觉得不舒服,门诊经常有人咨询孕晚期能平卧休息吗。

首先给孕妈妈科普一下左侧卧位的好处。孕妇左侧卧位可以减轻增大的子宫对孕妈妈下腔静脉的压迫,避免出现低血压,有利于维持正常子宫动脉的血流量,保证胎盘的血液供给,给胎儿提供生长发育所需的营养物质。在孕晚期,子宫多向右旋转,左侧卧位睡姿可改善子宫的右旋程度,由此,增加胎盘血流量,改善子宫内胎儿的供氧状态,有利于胎儿的生长发育。

孕晚期如果平卧位睡眠,巨大的子宫压迫下腔静脉,使回心血量及心输出量减少而出现低血压,孕妇会感觉头晕、恶心、心慌,伴有面色苍白、四肢无力、出冷汗等症状。如果出现上述症状,应马上采取左侧卧位睡姿,血压可逐渐恢复正常,症状也随之消失。所以还是不建议长时间平躺睡,但是短时间平躺睡,如果没有不舒服也是可以的。

侧卧位时间久了会出现腰部和下肢不适,孕妈妈侧躺的时候,两腿之间和肚子侧边可以放小枕头或小抱枕,也有孕妇专用抱枕,可以有效缓解长时间侧卧导致的背部和下肢不适。

三、发现羊水过多/羊水过少怎么办？

羊水是维持胎儿生命不可缺少的重要成分。羊水是指怀孕时子宫羊膜腔内的液体。羊水的成分中98%是水，另有少量无机盐类、有机物、脱落的胎儿细胞和大量的激素。孕期每次彩超都会进行测量羊水深度，常有彩超提示羊水过多或者羊水过少，很多孕妈妈对此不甚了解，在此为各位孕妈妈科普一下羊水过多/过少怎么办。

我们常以羊水最大深度或者羊水指数作为判断羊水多少的指标。B超检查表示最大羊水池的垂直深度，羊水最大深度 2~8 cm 或者羊水指数为 5~25 cm 为正常羊水量，羊水最大深度 ≥8 cm 或者羊水指数 ≥25 cm 提示羊水过多；反之，羊水最大深度 <2 cm 或者羊水指数 <5 cm 提示羊水过少。

（一）羊水到底有多重要？

羊水是孕育胎儿的神奇之水，可以给胎儿提供一个活动空间，长时间羊水过少会因子宫压力致胎儿骨骼发育异常，严重者可导致畸形；羊水过少还可能导致脐带受压，使胎儿宫内缺氧；羊水还间接反映胎盘功能和胎儿宫内环境，胎盘功能老化的一个重要表现就是羊水进行性减少。羊水有润滑作用，分娩时产道不会过于干涩。羊水能形成前羊膜囊，在宫缩时对子宫颈和产道的软化扩张有重要作用。可能有些准妈妈会想，这样看来羊水越多越好了，当然不是的。羊水过多可能导致胎膜早破、早产、胎盘早剥、宫缩乏力导致的产后出血等，并且羊水过多可能和胎儿消化道梗阻或者孕妈妈血糖高有关。

（二）羊水过多怎么办？

羊水过多首先要查找原因，通常和胎儿消化道梗阻、胎儿神经管畸形、孕妈妈血糖高及胎儿染色体异常有关，同卵双胎妊娠的还要排除双胎输血综合征。对于羊水过多的孕妇要监测血糖,做胎儿系统超声排除胎儿消化道畸形,必要时还要行羊膜腔穿刺检查。但是即使做了全面详细的检查,仍有大约70%的羊水过多是找不到明确原因的。如果是血糖升高导致的羊水过多,控制血糖对减少羊水量很有帮助。如果是胎儿畸形或者胎儿染色体异常就需要视情况决定是不是需要引产了。如果排除了病理情况,并且没有因为羊水过多导致明显不适,如腹胀难忍、呼吸困难、活动受限等,可以不予处理;如果有以上症状,可以考虑羊膜腔穿刺减羊水。

(三)羊水过少怎么办?

羊水过少的危害高于羊水过多,容易出现胎儿宫内缺氧甚至死亡,一旦检查发现羊水过少,均需要住院治疗。羊水过少常和母体脱水、胎儿泌尿系统畸形、高位破水、胎儿染色体异常、胎盘功能老化、胎盘梗死、宫内感染等有关,需要进行详细的检查。孕37周之前如果发现羊水过少,但是胎动、胎心正常,在查找病因的同时可以输液、多饮水,如果疗效差,可以通过穿刺针将温生理盐水注入羊膜腔,治疗效果立竿见影,但是有感染、胎盘早剥、胎膜早破等风险,并且需要较高的技术条件。孕晚期不论任何孕周如果出现羊水过少合并胎心异常,考虑胎儿宫内窘迫并且不能纠正,需要及时进行剖宫产术。孕37周之后的羊水过少要完善检查后尽早终止妊娠,因为羊水过少容易合并羊

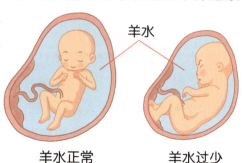

羊水

羊水正常　　　　羊水过少

水胎粪污染,并且分娩时容易脐带受压,易发生宫内窒息,多数羊水过少的准妈妈选择剖宫产终止妊娠。如果坚持选择阴道分娩,应该先进行催产素激惹试验,了解胎儿宫内氧储备情况,如果胎儿宫内氧储备不足,或者生产过程中见羊水粪染要及时行剖宫产手术。

四、发现胎儿过大/过小怎么办?

许多家庭都希望生个大胖小子或者小胖妞,有的甚至以为胎儿越大越有福气,然而胎儿过大或过小,都预示着可能存在一些问题,并且有相应的风险,需要特别注意。一旦发现胎儿过大或胎儿过小首先要通过孕早期彩超及月经再次核对孕周,避免因孕周计算错误导致的失误。

(一)胎儿偏大的原因

胎儿偏大常与 3 种情况有关:①孕妈妈的饮食习惯;②遗传因素;③妊娠期的疾病。

1. 饮食习惯:在怀孕后过度饮食导致过多的营养摄入,不仅容易导致孕期肥胖,甚至出现妊娠糖尿病,也会引起胎儿的生长偏快,导致体重、身长超出正常的标准范畴。因此,孕期饮食一定要科学合理。

2. 遗传因素:遗传因素与胎儿宫内生长发育有一定关系,父母双方身高、体重超出正常标准,也有可能会遗传给胎儿,导致生长偏快。

3. 疾病:如果孕妈妈体重超标,或者有糖尿病家族史、多囊卵巢综合征、高龄等情况,怀孕期间妊娠糖尿病的发生率会比较高。体内的血糖水平过高,易导致胎儿体重偏大的情况出现。

(二)胎儿偏小的原因

胎儿偏小分为 2 种情况:①生理性的;②病理性的。

1. 生理性胎儿偏小:一般来说,与标准范围的偏差在孕 2 周之内且其他产检都没有问题,就属于生理性胎儿偏小。

2. 病理性胎儿偏小:病理性的胎儿偏小是指生长发育偏小 2 周以上的生长受限,多与某些疾病有关。导致胎儿生长受限的病理因素有很多,如孕期营养缺乏、妊娠高血压、宫内感染、胎儿染色体异常等,需要全方位的筛查。有 60% 左右的胎儿生长受限是查不到原因的。

(三)胎儿偏大怎么办?

控制饮食,避免碳水化合物摄入过多。孕妇在孕早期往往由于妊娠孕吐反应食欲减退,到了孕中期,食欲好转,需合理饮食,饮食应该多样化,蔬菜、水果、肉蛋奶、坚果等均要适量摄入。不要贪吃含糖量高的食物,避免血糖过高,诱发妊娠糖尿病。已经患有妊娠糖尿病的孕妇,更加要注意血糖的控制。即使糖耐量正常,如果孕晚期出现胎儿生长过快,也要监测血糖,以免妊娠糖尿病被漏诊。

除此之外,准妈妈别忘了孕期坚持运动。如果没有特殊情况,建议孕中晚期每周 5 次中等强度的运动,每次 40 分钟左右,可以选择散步、游泳、孕期瑜伽等。孕期运动既有助于控制自身和胎儿体重的过度增长,也有助于阴道分娩。并且有研究证实孕期适当的运动能让宝宝更聪明,还能降低胎儿远期的精神系统疾病的发生风险。

(四)胎儿偏小怎么办?

生理性胎儿偏小可以适当多摄入含蛋白质丰富的食物,补充多种维生素和二十二碳六烯酸(DHA),不要过于担心,只要宝宝没有和相应孕周的生长曲线差别越来越大就行。当然如果有不良的生活习惯,如吸烟、酗酒、长期熬夜等,在孕前就应该调整,知道怀孕后更应该立即停止。

如果是病理性胎儿生长受限,准妈妈就需要特别重视了,要到有产前诊断中心资质的医院就诊,进行详细检查和评估,以保证出生的是健康、聪明的宝宝。

五、早产有哪些征兆？如何预防？

　　早产是每一位准妈妈都担心的一件事,它是导致新生儿发病和死亡的重要原因。我国早产占分娩总数 5%～15%,出生 1 岁以内死亡的婴儿约 2/3 为早产儿。随着国家三胎政策的放开,我国早产儿出生率有升高的趋势。预防早产是降低早产儿出生率的关键环节。

(一)什么是早产？导致早产的因素有哪些？

　　妊娠满 28 周(或出生体重不足 1000 g)至不满 37 周的分娩,即为早产。引起早产的因素非常多,概括起来包括以下两个方面。

　　孕妇方面:生殖系统异常,如双角子宫、子宫颈长度过短、纵隔子宫、子宫颈松弛、子宫肌瘤等;合并急性或慢性疾病,如病毒性肝炎、急性肾炎或肾盂肾炎、急性阑尾炎、病毒性肺炎、高热、风疹等急性疾病;心脏病、糖尿病、严重贫血、甲状腺功能亢进等慢性疾病;妊娠高血压、妊娠糖尿病等妊娠合并症;吸烟、酗酒等不良嗜好;重度营养不良;其他,如孕前反复流产史,长途旅行,情绪剧烈波动,腹部直接撞击,孕早期及晚期性生活或手术操作等。

　　胎儿、胎盘、羊水等方面:前置胎盘和胎盘早剥、胎儿宫内窘迫、羊水过多或过少、胎儿生长受限、多胎妊娠、胎膜早破、胎位异常等都是导致早产的高危因素。

(二)早产有何征兆呢？

　　孕妈妈若自觉有阴道血性分泌物、出现阴道流血或点滴出血,阴道内有水样液体流出,下腹坠痛,类似痛经,或者 1 小时内宫缩超过 4 次,盆底部有逐渐增强的压迫感时,这些都是早产的征兆应立刻到医院就诊。

(三)应如何预防早产？

　　1.注意孕前期保健。提前补充叶酸、微量元素,合理营养,不宜偏食;尽量避免低龄或高龄妊娠(如<18岁或>35岁);戒掉不良嗜好(烟酒等);完成疫苗接种,如风疹、乙肝疫苗;防治生殖道感染,及时治疗阴道炎症;如有内科疾病,要及早进行相关的咨询和治疗;避免服用可能致畸的药物。

2.加强孕期保健。精确核对孕周,可以通过孕早期超声检查确定胎龄,了解早产高危因素,避免长时间站立和重体力劳动,定期规范产检,及时发现导致早产的高危因素并及时处理,监测、鉴别生理性和病理性宫缩、超声监测宫颈长度,若存在宫颈机能不全导致的宫颈松弛、宫颈过短,应适时进行宫颈环扎术,另外,孕妈妈要时刻保持愉悦心情,避免长期熬夜,保证充足睡眠,精力充沛。

各位准妈妈都要重视孕前检查和系统的孕期检查,及早识别早产迹象,还有最重要的一点,如有早产迹象,一定要及时到医院就诊!

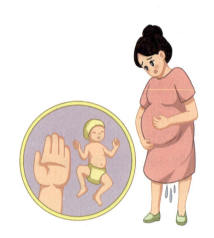

六、如何鉴别真假宫缩?

　　孕晚期(孕28周),特别是足月(孕37周)之后,偶尔会出现不规律的下腹部紧张感是正常现象。但是很多孕妈妈总是神经紧绷,只要感到一点点宫缩就开始各种担忧,担心早产或者临产。有些孕妈妈有点宫缩就去医院,到了医院才发现是虚惊一场。宫缩是临产的主要征兆,但有些"假宫缩"却容易造成不必要的紧张。今天给大家科普一下如何鉴别真假子宫收缩(简称宫缩)。

(一)什么是假宫缩?

　　宫缩出现的时间无规律,子宫收缩程度也时强时弱,和分娩时候出现的规律性宫缩是完全不一样的,称为假性宫缩。假性宫缩不会引起宫颈的任何变化,一般是无痛和偶发的,临床表现为无规律性、无周期性,也不会有疼痛感的一种宫缩。假性宫缩的产生原因是分娩前数周子宫肌肉较敏感,但这种宫缩持续的时间短,力量弱,只限于下腹部或腹股沟区。一般从孕28周开始,会出现假宫缩的现象。临产以前由于子宫下段受胎头的压迫,假性子宫收缩会越来越频繁地出现,孕妇保持精神放松,有一定的缓解作用。

(二)什么是真宫缩?

　　真宫缩是临产的一个重要特征,简而言之,就是有规则的子宫收缩。真宫缩开始时也可以是不规则的,初期间隔时间是10多分钟1次,孕妇感到腹部阵痛,强度较弱,逐渐会变得有规律,且宫缩时有痛感,宫缩的强度和疼痛的强度都会逐渐加重,持续时间延长,间隔时间缩短,最后会间隔2~3分钟,持续50~60秒。

(三)真假宫缩如何判断?

　　1.看间隔的时间是否规律。一般来说假宫缩间隔的时间是不规律的,短则十几分钟,长则几小时。真宫缩的间隔时间是越来越缩短的,从10分钟到8分钟到5分钟到3分钟,间隔时间越来越短。

2.看持续的时间。假宫缩一般持续时间比较短,一般持续十几秒,而真宫缩的持续时间往往会长达20~30秒,甚至更长。

3.看疼痛强度。一般来说假性宫缩不会很疼,比痛经可能更弱,而真宫缩疼痛强度是远远大于痛经。

4.看伴随症状。真宫缩常会伴随阴道分泌物增多,特别是伴果冻样黏稠阴道分泌物流出,或者阴道少量出血,也就是常说的见红。

七、胎儿胎位异常还能自然分娩吗?

胎位是指胎儿先露的指定部位与母体骨盆的关系,正常胎位多为枕前位,即胎儿头在下方,面部朝向母亲腹部。常见的胎位异常一般指枕后位、臀位和横位。孕 28 周前,大多数宝宝可以在孕妈妈肚子里自由活动,姿势不固定,到了 32 周以后,姿势、位置就相对固定了,所以孕 32 周之前的臀位、横位、临产之前的枕后位都是可以暂不处理的。

(一)枕后位

枕后位是胎儿头位的一种,宝宝头朝下,只不过在前面的不是后脑勺,而是脸。临产之前宝宝的头都是随着宫缩在宫内转动的,如果彩超报的是枕后位可以不用担心。临产后宝宝的头会随着宫缩对骨盆进行适应性旋转,多数枕后位能转到枕前位正常分娩。但是有部分中骨盆狭窄的孕妇胎头无法随着宫缩旋转到合适的位置,就是持续性枕后位,如果助产士帮助还是不能旋转到正常的枕前位,就可能需要剖宫产分娩了。

(二)臀位

臀位就是指胎儿头在上面,屁股在下面,像是盘腿坐在子宫里一样,还有的伸直了一条腿,像是金鸡独立,还有些双腿朝头和身体平行,像是体操运动员做体操。臀位的孕妈妈如果想阴道分娩,可以在 32 周之后尝试膝胸卧位法、反屈姿势法、艾灸、外倒转术等方法帮助胎先露部转为头位。(详见"胎儿臀位,有纠正的方法吗?"章节)。

(三)横位

胎儿就像躺在肚子里一样,胎儿身体长轴和母体长轴垂直。横位较少见,一般不是固定胎位,多数会自然变成臀位或者头位,但是有些孕妇怀孕次数较多,腹壁松弛,或者前置胎盘的孕妇,可能会保持持续的横位。横位在排除禁忌证的情况下,在孕36周左右可以行外倒转术,方法如同上面的臀位外倒转术,但是风险较高。横位是绝对无法阴道分娩的,一旦破水容易羊水迅速流完,并且容易脐带脱垂,最安全的办法就是择期剖宫产。

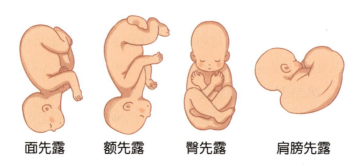

面先露　　　额先露　　　臀先露　　　肩膀先露

八、彩超显示脐带绕颈，危险吗？

常有彩超报告最后写着脐带绕颈，孕妈妈看到这个报告总是感到焦虑和不安，担心宝宝会很危险，认为脐带缠住了宝宝的脖子，会影响宝宝的呼吸，引起宝宝的缺氧。其实脐带绕颈是很常见的现象，发生率为20%～30%，并不像孕妈妈们想象的那样恐怖。脐带绕颈并不被认为是怀孕或分娩的并发症，脐带绕颈一周与胎儿预后不良无关，当然如果脐带绕颈2～3周还是有一定风险的。

脐带是连接胎儿脐部与胎盘的条索状组织，包含两条脐动脉和一条脐静脉，呈螺旋状排列。脐带是母体与胎儿间气体交换、营养物质供应和代谢产物排出的重要通道，大多数脐带长度为40～70 cm，小于30 cm或大于100 cm者少见。脐带过长可能与脐带缠绕有关，但在实际工作中超声检查并不能测量脐带的长度。

脐带绕颈是指脐带缠绕在胎儿颈部，以缠绕1～2周居多，3周或以上者比较少见，超声报告上常常描述为"胎儿颈部可见'U'形或'W'形脐带压迹"，3周以上者常常描述为"锯齿形"脐带压迹。脐带绕颈在孕期是很常见的现象，与脐带过长、胎儿过小、羊水过多及胎动频繁均有关。

发生脐带绕颈时孕妇一般无自觉症状，常于产前超声检查时发现。脐带绕颈对胎儿的影响与脐带缠绕的松紧、缠绕的周数及脐带长短有关。多数脐带绕颈不会影响胎儿的生长发育及正常分娩。如果脐带绕颈过紧或太多圈，个别极端情况下胎儿会因缺氧而死亡，但这种概率极低。脐带绕颈没有好的纠正方法，面对脐带绕颈，孕妈妈们不要过度担心，只需做好以下几件事。①学会数胎动，胎动过多或过少时，应及时到医院检查。②按时做好产检，孕32周以后每次产检均做连续电子胎心监护。③定期复查彩超了解胎儿生长发育情况，必要时检测胎儿脐带收缩期血流速度/舒张期血流速度（S/D）值，了解胎儿血管阻力。④不要太过紧张，要保持愉快的心情，很多时候脐带只是搭在或者跨在了胎儿的颈部,并没有真正的绕上去,有时宝宝动一动就绕出来了。

脐带绕颈并不是剖宫产的指征,是顺产还是剖宫产需要产科医生综合考虑来决定,孕妇只需要保持好的心态,放下心中的焦虑,相信医生会帮助你选择合适的分娩方式。

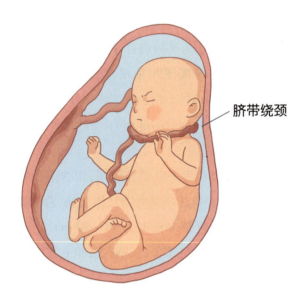

脐带绕颈

九、胎膜早破怎么办？

胎儿是生活在羊水中的，胎膜包裹胎儿和羊水。正常情况下，胎膜在分娩过程中会自然破裂。但是有些孕妈妈会在规律宫缩之前出现胎膜破裂，称为胎膜早破。妊娠达到以及超过 37 周发生胎膜早破，叫做足月胎膜早破；37 周前出现胎膜早破叫做未足月胎膜早破。未足月胎膜早破是早产的主要原因之一。

（一）胎膜早破与漏尿怎么区分？

胎膜早破的典型症状是不自主阴道流液，但是有些孕妈妈容易把胎膜早破与漏尿弄混淆。多数孕妈妈会出现阴道流液或者控制不住的"漏尿"，少数孕妈妈则只感觉到外阴较平时湿润，甚至有极少数孕妈妈自己都不清楚什么时候破水，通常在医院检查才发现，过长时间的胎膜早破容易导致宫内感染。

具体来说，我们可以从以下几个方面来区分。

（1）闻气味：尿液含有淡淡的尿臊味；正常的羊水无色，有少许腥味。

（2）看颜色：尿液呈淡黄色，颜色深浅跟喝水量相关，喝水越多，尿色越淡，反之亦然；正常的羊水清亮无色或者混有少量白色的胎脂，污染的羊水则为浅绿色、黄绿色或棕黄色。

（3）自觉症状：尿液可控，当不确定是不是尿液时，可自行控制一下憋尿肌，不流，则是尿液；羊水表现为持续或者间断流出的液体，伴或者不伴宫缩痛，通常不受自身控制。

（二）出现胎膜早破后羊水会不会流光？

胎头已经衔接入盆的孕妈妈一般不会流出太多羊水。破水后先流出的羊水是胎头前方的前羊水，由于重力或者宫缩作用，破水后胎头会逐渐遮挡住胎膜破口,使羊水不会持续大量流出。另外,羊水是持续更新代谢的,会不断生成,短期内不会流光。如果是臀位或横位的胎儿出现胎膜早破,容易短时间流出大量羊水,并且容易出现脐带脱垂,风险较头位胎膜早破高得多。

(三)胎膜早破怎么处理?

胎膜早破发生率较高,足月胎膜早破发生率为8%～10%,单胎妊娠未足月胎膜早破发生率为2%～4%,几乎每天产科值班时都会有胎膜早破的孕妈妈住院。孕妈妈一旦怀疑自己发生胎膜早破,首先要平静心情,不要慌乱。电视情节中破水之后很快分娩临床是较少见的。一旦发生胎膜早破,尽量不要随意走动,侧身躺下(如果胎位不正者可用软枕垫高臀部),换上干净的拉拉裤,立即来院,到医院途中尽量平躺。如果胎位不正且羊水流出较快、量较多,最好赶快拨打120急救电话,由120出车接到医院。

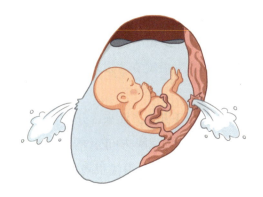

十、临产有哪些征兆？

临产指产妇已进入产程，主要标志为有规律并且逐渐增强的宫缩，同时伴随进行性宫颈管消失、宫口扩张和胎先露部下降，用镇静药物不能抑制。到了孕晚期，孕妈妈的情绪很容易变得紧张，不确定什么时候会临产，甚至担心突然临产没足够的时间去医院，担心生在家里或者去医院的路上。一般来说，分娩不是突然发生的，在分娩发动之前，往往会出现一些征兆。

（一）腹部下降和轻松感

在临产前2周左右，胎头会入盆，子宫底会下降，孕妈妈会觉得上腹部比平时更舒适，进食量增多，呼吸也轻松了。随着孕周增加，孕妈妈下腹部的压迫感会逐渐明显，有小腹下坠和腰酸感，好像胎儿随时要掉出来一样。胎头下降压迫膀胱还会伴有尿频的症状。此时距离分娩一般有2周左右，所以孕妈妈们无需太过担心，只要按部就班做好生产准备，调节好心理和饮食就可以啦。

（二）见红和阴道分泌物增多

见红是即将临产的一个比较可靠的迹象，多见于分娩发动前24~48小时内。见红的颜色一般为暗红色或咖啡色。出血量明显比月经的出血量少，常混合黏液流出，质地黏稠。也有一些人见红后几天甚至一周后才分娩，所以如果只是出现了淡淡的血丝，孕妈妈和家人不必过于紧张，如果去医院很方便、没有急产史、已足月、是头位等，可以在家观察，一旦出血量超过月经量或伴有腹痛流液，就要立即入院。胎头下降压迫宫颈导致宫颈管缩短软化，部分出现宫颈黏液栓排出，会导致阴道分泌物增多，也是即将临产的一个信号。

(三)规律宫缩

　　孕晚期孕妈妈会偶尔出现不规律的肚子发紧和轻微疼痛感,一般持续时间较短(一般十几秒),间歇时间长(超过 15 分钟以上),大多在夜间出现,白天消失,没有阴道出血,属于假性宫缩,如果不合并其他妊娠期异常情况,就医方便,可以在家观察。

　　如果宫缩表现为疼痛的强度逐渐增强,疼痛频率加快,持续时间越来越长,如不到 10 分钟就有 1 次疼痛,每次疼痛持续时间达半分钟及以上,就说明离分娩不远了,要尽早到医院。

(四)胎膜破裂

　　临近分娩,孕妈妈会出现流液,一般无色透明,这可能是胎膜破裂。一旦发生胎膜破裂,为防止羊水流出及脐带脱垂,应该尽量采取平躺的姿势送往医院。

十一、无痛分娩知多少？

疼痛可以分为 12 个等级,1 级疼痛类似于蚊虫叮咬,被小刀划伤属于 3 级疼痛,肠胃炎属于 6 级疼痛,10 级疼痛类似于手指被割断,而分娩宫缩导致的疼痛是难以忍受的,可以达到 10 ~ 12 级疼痛。因此,可以说分娩的剧烈疼痛让女性痛不欲生,并且这种疼痛大多需要持续十几甚至二十多个小时。随着医学的发展进步,如今无痛分娩已不再是幻想。

无痛分娩,在医学上其实叫做镇痛分娩,是使用各种方法使产妇分娩时的疼痛减轻甚至消失的技术。它包括非药物性镇痛和药物性镇痛。平常大家所说的无痛分娩指的是药物性镇痛中的椎管内阻滞麻醉。椎管内阻滞麻醉之所以作为首选的分娩镇痛方式,因为其有以下优点。

1. 安全:无痛分娩采用椎管内阻滞麻醉,医生在产妇的腰部硬膜外腔放置导管,镇痛泵中麻醉药的剂量较低,只有剖宫产手术的 1/5 ~ 1/10,因此麻醉药进入母体血液,通过胎盘的概率微乎其微,对胎儿几乎不会造成什么影响。当人体感到严重疼痛时,会释放一种叫儿茶酚胺的物质,这种物质对产妇和胎儿都有不利影响,尤其是影响新生儿的血液和氧气供应。所以,无痛分娩还能减少胎儿缺氧的危险。

2. 方便:由于麻醉药的浓度很低,几乎不影响产妇的行动,因此麻醉后在医生的允许下产妇还可以下床活动。此外,还可以根据产妇的疼痛程度控制给药频率和剂量,真正做到个体化,因此十分方便。

3. 药效持久:大约在给药 10 分钟左右,产妇就感觉不到宫缩的强烈阵痛了,能感觉到的疼痛就好似是来月经时轻微的腹痛。镇痛作用可以一直持续到分娩结束。

当然,无痛分娩并不是完全不痛。因个人体质、生理条件不同,所达到的效果也不尽相同,一般而言,使用分娩镇痛后,通常可将产妇疼痛等级控制在 3 级以下。现在的无痛分娩有效率可达 95% 以上。也有个别孕妇打了无痛之后效果不好,仍感觉有强烈的宫缩痛,这种情况临床也是有的,但是较为少见。

还有需要注意的是,不是所有的孕妈妈都可以无痛分娩。若有些孕妇有明显腰椎间盘突出症、腰椎做过手术或者腰椎畸形、血小板减少、凝血功能异常等,需要先由麻醉师评估,有些情况是不能进行椎管内麻醉的。

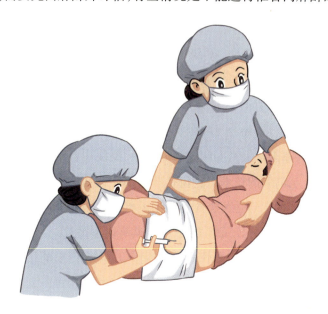

十二、顺产还是剖宫产？

十月怀胎，一朝分娩，第一次当妈妈的都会纠结，到底是顺产好还是剖宫产好？

妊娠和分娩是一个自然的生理过程，但在这一生理过程中存在着各种可能危及母胎健康和安全的风险。首先，我们得搞清楚顺产、剖宫产分别是什么？究竟是顺产好还是剖宫产好？哪些情况下，医生会建议剖宫产？

（一）顺产

顺产是指经产道自然娩出胎儿的方式，是对母亲及胎儿损伤最小、最理想的分娩方式。顺产是一个自然的生理过程，不仅对宝宝好还对产妇好。经历顺产的产妇产后恢复快，短时间就能下床活动、进食进水，且饮食不受限制，产后可以第一时间实现早接触、早吸吮，所以下奶早、下奶快、并发症少、住院时间短。经历顺产的宝宝其胎头受产道挤压塑形，同时宫缩压力可以帮助宝宝将肺及口鼻的黏液排出，利于宝宝呼吸系统建立，呼吸道感染发生率大幅降低。

（二）剖宫产

剖宫产是经腹娩出胎儿的方式，当顺产对母亲或者胎儿有危险时才考虑选择，它是一种补救分娩方式。剖宫产手术是保障母儿安全的重要技术手段。符合医学指征的剖宫产对解决严重妊娠合并症和并发症、降低围产期母婴死亡率起到了重要作用。但不能忽视剖宫产同时可能带来诸多并发症和造成医疗资源浪费。

剖宫产需有一定的医学指征，即出现有可能危及母婴生命安全的情况，比如头盆不称、巨大儿、胎位不正、胎儿宫内窘迫（缺氧）、先兆子痫、产前出血（胎盘早剥、前置胎盘）、先兆子宫破裂等。

值得注意的是,不要人为选择非医学指征的剖宫产(比如因为怕疼、想选个良辰吉日等选择剖宫产),非医学指征的剖宫产手术弊大于利。

虽然剖宫产后大多数母亲和胎儿的情况良好,但也存在风险。

1. 对产妇的影响

(1)术中可能导致膀胱、血管、肠道和其他邻近器官的损伤。

(2)术后可能出现切口感染、裂开、脂肪液化、皮下血肿、产后出血等情况。

(3)由于需要接受手术麻醉、输液、插尿管,术后产妇回到病房后活动受限,通常需要一天的时间才能下床活动,加上手术本身带来的血液高凝状态,致使术后血栓形成的风险增加。

(4)因为子宫切口的存在,再次妊娠时再次行剖宫产的可能性增加;此外,剖宫产术后远期发生子宫内膜异位症、子宫切口憩室等疾病的风险增加。

(5)产后恢复较慢,住院时间长,费用高。

2. 对于宝宝的影响:剖宫产分娩的新生儿由于没有经过产道挤压和刺激,对外界环境适应性不强,新生儿容易出现呼吸窘迫综合征、新生儿低血糖、新生儿败血症等疾病的风险增加。

3. 对再次妊娠的影响:如果本次采取了剖宫产,下次怀孕时子宫已经是一个有瘢痕的子宫,再次妊娠会面临一些风险,例如:随着子宫的增大,子宫破裂的风险增加;还有,如果下次怀孕时胚胎种植在瘢痕部位,会发生瘢痕妊娠、胎盘植入等风险,前置胎盘、胎盘粘连等风险也会增加。

十三、胎儿臀位，有纠正的方法吗？

妊娠晚期胎儿进入骨盆时臀部向下，即为臀先露。臀位是最常见的异常胎位，占足月妊娠分娩总数的3%～4%，围产儿病死率高，臀先露的剖宫产率达80%～90%。妊娠30周以前，臀先露多能自行转为头先露，若妊娠30周以后仍为臀先露应予矫正。在此向准妈妈推荐以下比较安全有效的纠正方法。

（一）开放式膝胸卧位

开放式膝胸卧位是最常见的转正臀位的方法，但在做之前一定要确认孕妈妈是否有医疗上的原因需要避免这个体位。开放式膝胸卧位对部分孕妈妈来说做起来可能有些辛苦，家人最好从旁协助。孕妈妈可以先将身体变成手膝位（双手手掌撑地，双膝着地，手和大腿都和地面垂直），然后家人帮忙在孕妈妈的膝盖下面垫上一两个垫子，在家人的协助下，孕妈妈将胸部放下，尽量地靠近地面。孕妈妈可以选择宝宝活动的时候做这个姿势，每天3次，每次10分钟。最好是空腹并且排空膀胱时来做，同时尝试让自己的腹部肌肉放松，想象宝宝正在翻滚到头位。国内报道的各种改变体位矫正臀先露方法中，此法成功率很高。

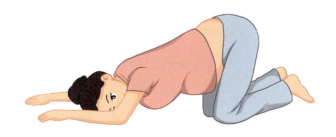

（二）反屈姿势法（仰卧位抬高臀部）

反屈姿势法是孕妇平躺，在臀部下方垫上垫子，将孕妇臀部上举 30 ～ 35 cm，并以臀为中点，头、足自然下垂，使身体向背侧屈曲。每次 10 ～ 15 分钟，每天进行 2 ～ 3 次，做此方法前孕妇排空膀胱，穿宽松舒适衣服。

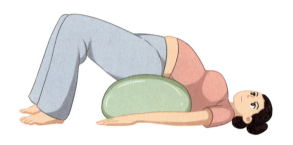

（三）艾灸

艾灸是一种传统的中医治疗方法，用点燃的艾条靠近至阴穴，草药散发的热量能够刺激穴位，进而引起宝宝活动，帮助宝宝转成头朝下的位置。艾灸法操作简单，比较安全，但其矫正臀先露的效果在不同研究差别比较大。

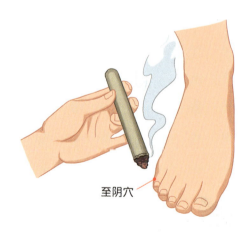

至阴穴

（四）外倒转术

如果到了孕 37、38 周左右，宝宝的臀位还是没有能够转正过来，可以求助医生用外倒转术来将胎儿转正。这是一种经母亲腹壁用手法转动胎儿,将胎儿从非头先露转为头先露的操作,需要由熟练的医生来操作。

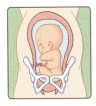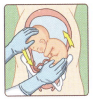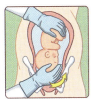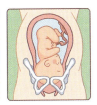

外倒转术示意

外倒转术听起来很简单,其实是体力活,也是技术活。需要强调的是,外倒转术虽然没有刀口,也是一种手术方法,有其相应的风险,如胎盘早剥、胎膜早破、脐带绕颈及脐带血流受阻等可能。需要充分结合孕妇的意愿、母胎情况和就诊医院该项技术的水平最终决定是否进行该手术。

十四、既往做过剖宫产，还能阴道分娩吗？

随着三胎政策的全面放开，有剖宫产史再次妊娠的妇女人数逐年增加，分娩方式的选择再次成为热议话题。顺产的产妇产后恢复快、住院时间短，但很多前次剖宫产的妈妈听到别人说"一次剖宫产，次次剖宫产"就发愁了。有剖宫产史的二胎妈妈可能会有一连串的疑问：剖宫产之后能顺产吗？风险大吗？哪些人能选择剖宫产后阴道分娩呢？孕期需要做什么准备吗？剖宫产后阴道分娩又有哪些好处呢？在此为准妈妈一一解答。

剖宫产后阴道分娩是可以的，但是是有条件的，也是有风险的。

（一）满足以下条件的孕妈妈才有机会选择剖宫产后阴道分娩

（1）孕妇及家属有阴道分娩意愿，是剖宫产后阴道试产的必要条件。

（2）医疗机构有抢救剖宫产后阴道分娩并发症的条件及相应的应急预案。

（3）既往有1次子宫下段横切口剖宫产史，且前次剖宫产手术顺利，切口无延裂，如期恢复，无晚期产后出血、产后感染等；除剖宫产切口外子宫无其他手术瘢痕。

（4）胎儿为头位。

（5）不存在前次剖宫产指征，也未出现新的剖宫产指征。

（6）2次分娩间隔≥18个月。

（7）B超检查子宫前壁下段肌层连续。

（8）估计胎儿体重不足4000 g。

（二）有以下任一情况的孕妈妈是不能选择剖宫产后阴道分娩的

（1）医疗单位不具备施行紧急剖宫产的条件。

（2）已有2次及以上子宫手术史。

(3)前次剖宫产术为古典式剖宫产术、子宫下段纵切口或 T 形切口。

(4)存在前次剖宫产指征。

(5)既往有子宫破裂史;或有穿透宫腔的子宫肌瘤剔除术史。

(6)前次剖宫产有子宫切口并发症。

(7)超声检查胎盘附着于子宫瘢痕处。

(8)估计胎儿体质量为 4000 g 或以上。

(9)不适宜阴道分娩的内外科合并症或产科并发症。

(三)有以下情况者有助于增加剖宫产后阴道分娩的成功率

(1)有阴道分娩史,包括前次剖宫产术前或后的阴道分娩史。

(2)妊娠不足 39 周的自然临产。

(3)子宫颈管消失 75%～90%、宫口扩张。

(4)本次分娩距前次剖宫产>18 个月。

(5)孕妇 BMI<30 kg/m^2。

(6)孕妇年龄<35 岁。

(四)如果有剖宫产后阴道分娩的孕妇,请做以下准备

(1)充分咨询并了解剖宫产后阴道分娩的相关知识,降低恐惧心理。

(2)适宜的孕期营养及运动,合理控制孕期体重,降低巨大儿发生率。

(3)必须在产前充分评估,可提高试产的成功概率并减少并发症的发生。建议在孕 36～37 周由丰富经验的产科医生为孕妇进行充分评估,确定分娩方式、计划的分娩日期、是否引产等。

十五、准爸爸能为分娩做什么？

　　孕育宝宝是丈夫和妻子共同的责任,准爸爸需要在生活和心理方面给予准妈妈帮助,特别在分娩前最后 1 个月里,有很多工作需要准爸爸来完成。

　　1. 准爸爸们不要长途出差:满 37 周就是足月,随时可能临产,晚上不要让准妈妈单独在家。临近分娩,准妈妈也会越来越紧张,准爸爸要多花一些时间陪伴妻子。

　　2. 准爸爸还要提前选好去医院的路线:最好预先演练一下去医院的路程,同时计算一下时间,包括上下班高峰期。另外最好寻找一条备用路线,以便当首选路线堵塞时,能尽快到达医院。并且熟悉医院里就诊路线,特别是急诊通道,一定要提前去了解一下。

　　3. 准爸爸还需要和准妈妈一起准备好住院分娩需要的相关物品,如身份证、就诊卡或医保卡、母子健康手册,还有待产和产后需要使用的母婴用品。确保需要住院时可以拎包就走,节约时间。

　　4. 别忘了提前学习分娩知识。了解并帮助准妈妈使用拉玛泽呼吸法,在准妈妈宫缩的时候要学会记录宫缩的间隔及持续时间,来帮助了解宫缩的情况。如果医院有条件选择陪伴分娩,尽量选择陪伴分娩,可降低孕妇的恐惧感,理解分娩的不易。

　　5. 提前学习新生儿护理技能。如喂奶、拍嗝、换尿布、穿衣服、包包被、抱宝宝,这些都要提前学习好,到时候才不会手忙脚乱。就算月子里有月嫂照顾,出了月子之后对宝宝的照顾也是由爸爸和妈妈共同来完成的,所以准爸爸最好都提前学习好。

第 五 部 分

孕期门诊常见问题

一、孕早期不小心用药了，孩子能要吗？

生育一个健康宝宝是每一个孕妈妈的梦想，但是孕育生命过程不全是一帆风顺，孕早期不知道妊娠而服用了药物，孩子能否保留下来，或者因疾病需要继续用药，还能继续妊娠吗？我们今天就来了解下这类情况。

（一）孕早期用药了，是否需要终止妊娠？

不敏感期（胚胎早期）：末次月经后 14~28 天，药物对胚胎的影响是"全或无"，要么没有影响，要么有严重影响导致流产，一般不会导致胎儿畸形。因此这段时期服用了药物，一般不会对胎儿有太大影响，不必过分担心。

敏感期（胚胎期）：末次月经后 29~70 天，称为致畸敏感期，是胚胎各器官分化形成发育的重要时期，极易受药物等外界因素影响而导致胎儿畸形。特别是孕 8 周内最为突出。如果孕妇用药不当，会引起流产或使胎儿患有功能性疾病，甚至造成先天性畸形。因此，受精 2 周以后，一般不建议孕妇服用任何药物，如必须用药，一定要在医生指导下谨慎安全用药。如有服药史，可进行产前咨询及产前诊断，了解胎儿生长发育情况及排除胎儿畸形。

（二）如果孕早期因疾病需要用药，还能继续妊娠吗？

首先需要进行妊娠期用药风险评估，主要包括以下几个方面。

1. 服药的时间：根据孕周大小（即胎儿所属发育时期）考虑用药。如孕期 3 个月以内是胎儿心脏及中枢神经系统发育的重要时期，用药要特别慎重，对于可以推迟治疗的用药，尽量推迟到这个时期以后。

2. 尽量避免联合用药：药物剂量尽可能为最小量，能局部用药时尽量避免全身用药。

3. 药物的种类：如果是孕妇禁用药，这种情况一般不建议继续妊娠。如果是孕妇慎用药,这种情况下需要按时做孕期的各项检查,因为胎儿是动态发育的过程,做孕期的各项检查,可以动态地监测胎儿的生长发育情况。

综上所述,孕早期不知道怀孕状态下,口服了药物,并不可怕,可以尽早就诊,根据末次月经时间、服用药物时间及服用药物种类,综合评估药物对胚胎质量影响。

二、孕期接触射线了，孩子还能要吗？

妊娠期采用辐射性影像学检查的总体原则是如下。

1. 患者诊断获益大于风险原则。

2. 遵循尽可能低剂量的原则。简单理解就是为了协助孕妈妈疾病的诊断，有些影像学检查可能是不能避免的，而这种时候要尽可能选择低剂量的检查以降低这些检查对胎儿的影响。

目前我们经常遇到的影像学检查包括超声、MRI、X射线和CT影像这四种。其中超声和MRI已经被很多研究证明无辐射方面的危害；而对很多孕妈妈避之不及的X射线和CT影像学检查来说，导致不良结局的风险大小和程度取决于胎儿的暴露孕周和暴露剂量，而且根据目前的研究来看，孕期单次X射线和CT影像学检查对胎儿基本不存在危害。因此，孕妈妈大可不必对这两项检查"谈虎色变"。

而我们临床医生需要了解的是，孕期我们最经常用的超声和MRI检查基本可以满足孕期大部分疾病的临床需求，所以不建议妊娠期常规开展X射线、CT或核素显像等辐射性影像学检查，以避免不必要的胎儿辐射暴露。但超声和MRI无法诊断的少部分疾病，仍需要采用辐射性影像学检查。目前，临床用于诊断的X射线、CT和核素显像辐射剂量通常小于以往报道的胎儿致畸剂量。故单次辐射性影像学检查带来的胎儿辐射暴露不是终止妊娠的医疗指征。胎儿辐射暴露剂量过高，尤其高于50 mGy时，应结合孕周和暴露剂量综合分析其风险，在遵守相关法律法规和尊重孕妇及家属意愿的前提下决定是否继续妊娠。孕妇接受辐射性影像学检查时，一定要详细告知检查必要性及风险，检查过程中应尽可能缩短暴露时间，并考虑加用合适的防护装备、调整设备参数等进一步降低胎儿接受的辐射暴露剂量。

孕妈妈接触射线后，并不是一定要放弃孩子的，我们一定要根据检查的项目、孕周等具体情况，评估宝宝的风险，慎重地决定。

三、家族有遗传疾病，如何避免影响孩子？

由于基因的复杂性，可能存在某些基因的缺陷或突变，从而引发一些遗传疾病。那么，应该如何预防家族遗传疾病呢？我们需要把好"三道关"。

第一关：婚前健康检查

已确定恋爱关系的男女，在办理结婚登记手续之前应做一次全面系统的健康检查。尤其要注意的是，避免近亲结婚。所谓近亲是指 3~4 代以内有共同的祖先。近亲结婚的后代患有智力低下、先天性畸形和各种遗传疾病的概率比非近亲结婚的后代要高出好几倍。此外，多种严重疾病患者生育的后代，患遗传疾病的可能性亦会增加。

第二关：孕前遗传咨询

遗传咨询是指遗传学专家为个人或家族提供遗传信息，使患病风险更清晰和具体化，同时谈及该病可能面临的健康、社会和精神问题。在得到医生的建议和指导之后，可以采用预测遗传疾病或预防手段来减少患者和家庭成员的遗传疾病风险。听从专家建议，可以更好地预防和控制遗传疾病。

第三关：产前诊断，避免患儿出生

产前诊断主要是针对一些目前没有很好的治疗方法的疾病，其目的是防止有缺陷患儿的出生。如成骨发育不全，目前通过产前胎儿系统超声检查，可有效防止患儿出生，也是该病防治的主要措施。对有些单基因遗传病，如进行性肌营养不良症，目前可以进行产前基因诊断，如果夫妻双方均为携带者，已经生育过一患儿，可以对下一胎进行基因检测，如果检查胎儿带有致病基因，可予以引产避免患儿出生。

另外，尽量避免与患同种遗传疾病的人恋爱，防止同种遗传疾病患者相互婚配，因为这类患者之间婚配，其子女患与父母同种遗传疾病的概率将增加。

四、感冒了，孕期能用药吗？

怀孕是一件很辛苦但是又很幸福的事情，但十月怀胎，总有孕妈妈遇到一些磕磕绊绊，其中最常见的就是感冒了。怀孕后孕妈妈身体发生改变，免疫力变弱，所以在怀孕过程中容易遭受病毒、细菌等入侵，造成感冒。

(一)如果孕妈妈感冒了能用药吗？

其实，一般的感冒主要表现为打喷嚏、鼻塞，也不发烧，症状较轻，治疗上最主要是以减轻症状，好好休息，多补充水分及均衡营养为主，不必用药，一个星期左右就自行痊愈的。这种情况下孕妇感冒对胎儿是没有什么影响的。

那么症状较严重时，孕妇感冒对胎儿有影响吗？如持续高烧不退，可能是流感病毒感染引起的流行性感冒。这时孕妇感冒对胎儿是会有影响的，应该及时到妇产科就诊，切忌自行随便用药。

(二)不同妊娠期感冒用药的合理选择有哪些？

1. 减充血剂：目前常用的是伪麻黄碱，能选择性收缩上呼吸道血管，对血压影响较小。伪麻黄碱妊娠分级 C 级，对人类胎儿的影响尚缺乏足够的病例报道和可靠的对照研究，此药物可通过血胎屏障。孕早期和孕中期禁用。妊娠期鼻充血可选择抗组胺药。

2. 解热镇痛药：常用的主要是对乙酰氨基酚和布洛芬。对乙酰氨基酚妊娠分级 B 级，该药可以透过胎盘，可以用于妊娠的整个过程以镇痛和退热。布洛芬妊娠分级 C/D 级，在妊娠前 30 周为 C 级，妊娠 30 周后用药分级为 D 级，孕期退热首选对乙酰氨基酚。

3. 镇咳药：常用的有中枢性镇咳药如可待因、右美沙芬，周围性镇咳药如那可丁和苯丙哌林。可待因妊娠分级 C 级，易通过血胎屏障，在低于母体中毒的剂量下会发生胎儿宫内发育迟缓,有新生儿戒断综合征的报道。右美沙芬妊娠分级C级,尚无妊娠妇女使用该药的大量病例报道或严格对照研究。妊娠期前3个月禁止使用右美沙芬。

4.祛痰药:祛痰药常用的包括愈创木酚甘油醚、氨溴索、溴己新等,其中愈创木酚甘油醚是常用的复方感冒药成分。愈创木酚甘油醚妊娠分级C级,妊娠前3个月内禁用。氨溴索临床前试验及用于妊娠28周后的大量临床经验显示,对妊娠没有不良影响。但在妊娠期间,特别是妊娠前3个月应慎用该药物。溴己新是氨溴索的前体药物,进入体内代谢为氨溴索发挥祛痰作用,孕妇慎用。

5.抗组胺药:普通感冒首选一代抗组胺药马来酸氯苯那敏,妊娠分级为B级,具有穿透血脑屏障、渗透入中枢神经细胞与组胺受体结合的能力,同时具有抗胆碱作用,有助于减少分泌物、减轻咳嗽症状。二代抗组胺药氯雷他定妊娠分级B级,研究表明,在妊娠早期使用氯雷他定的母亲中,男性后代发生2度或3度尿道下裂的风险未升高。因此,在妊娠期使用氯雷他定是安全的。

二代抗组胺药西替利嗪妊娠分级B级,啮齿类妊娠动物研究结果显示是安全的,尽管使用的剂量高于临床应用剂量,未显示致畸性或胎儿宫内发育迟缓的迹象。

对于孕妈妈来说,感冒后一定要在药师的指导下选用已证明对胎儿无害的药物。采用疗效肯定、不良反应小且已清楚的药,避免使用尚难确定不良影响的药。应选择小剂量单药,避免大剂量、联合用药。在妊娠前3个月尽量避免使用药物。如应用可能对胎儿有影响的药物时,要权衡利弊以后决定是否用药。

五、孕妇有乙肝，会传染给孩子吗

乙肝病毒的传播途径有血源性、医源性、性接触、密切接触及母婴传播这5种。而孕期常见的母婴传播是指乙型肝炎表面抗原阳性的母亲，尤其是表面抗原（HBsAg）和 e 抗原（HBeAg）双阳性的母亲可将乙型肝炎病毒（HBV）传给婴儿，引起婴儿 HBV 感染。乙肝母婴传播有 3 种途径：①宫内传播，是在宫内通过胎盘等途径传播，这种情况较少。②产时传播，发生在分娩过程中，由于母亲产道的血液、羊水和阴道分泌物中都带有乙型肝炎病毒，婴儿经口吞入或通过破损的皮肤黏膜而受传染，这种情况占绝大多数。③产后传播，通过哺乳或密切接触等途径传播，这种传播属于水平传播。

那如何减少母婴传播，实现母婴阻断呢？首先新婚夫妇婚前及孕前需要体检和咨询，了解双方肝功能及乙肝五项情况，结果阴性者建议注射乙肝疫苗，使之获得免疫力后再备孕。其次注意怀孕的时机，乙型肝炎患者是可以怀孕的，但是一定要选择最佳的时机，要在肝功能正常、HBV–DNA 阴性，维持半年以上怀孕。乙型肝炎患者一旦发现怀孕，避免使用肝毒性药物，定期孕期体检，了解肝功能及病毒载量情况。合理调整饮食结构，不要盲目进补。主张均衡营养，食量适中，避免体重增加过快，加重肝脏负担。

除此之外，对新生儿复苏动作应轻柔，防止损伤咽部黏膜，造成感染。认真清理新生儿口腔、气管及食管内容物，避免吞下可能被污染的液体。对乙肝表面抗原阳性孕产妇所生新生儿，在出生后 12 小时内尽早注射乙肝免疫球蛋白（100 国际单位）。并按照国家免疫规划要求，完成 12 小时内及 1 月龄和 6 月龄儿童的 3 次乙肝疫苗接种。等宝宝周岁后，到医院里去验血，如果宝宝血液里没有乙肝病毒表面抗原，而有表面抗体存在，就说明宝宝已经得到充分保护。

乙肝妈妈母乳喂养有什么禁忌？一般来说只要孩子注射过乙肝免疫球蛋白和乙肝疫苗，不管妈妈 HBeAg 阳性还是阴性，无需检测乳汁中有无 HBV–DNA 都是可以进行母乳喂养的。

六、梅毒孕妇如何避免孩子感染?

不论怀孕前已患梅毒,还是怀孕期间才染上梅毒,都有可能将梅毒传染给胎儿,特别是早期梅毒患者,胎儿感染的机会更大。那么该怎么避免孩子感染呢?对于梅毒早发现、早治疗,合适时机再怀孕,这样才能避免宝宝感染。

孕期梅毒需要警惕的事项主要有以下几种。

(1)有梅毒病史的已婚妇女在孕前一定要进行梅毒检查,有过不洁性生活或者曾感染过梅毒的男女双方在打算怀孕前,最好去正规医院做全面梅毒检测,对于那些梅毒治疗完成、梅毒表现不明显的已婚男女要在梅毒完全治愈后,才能怀孕。梅毒检测的项目要包括非梅毒螺旋体试验[如性病研究实验室试验(VDRL)或梅毒快速血浆反应素(RPR)试验]和梅毒螺旋体试验[梅毒荧光抗体(FTA-ABS)或梅毒螺旋体抗体(TP-PA)试验],若检查结果阳性,首先青霉素治疗。如果梅毒孕妇在怀孕3个月检查结果依然为阳性,则需再治疗一次;如果怀孕末3个月血清学试验为阳性,则更需要规范治疗。

(2)健康孕妇怀孕期感染梅毒的注意事项:健康的孕妇如果在怀孕期感染梅毒,这时的血清检查结果也许是阴性的,一旦确诊要及时给予驱梅治疗。

(3)梅毒早期及时进行治疗:梅毒应该坚持早期治疗,用药方面一定要用足量。同时,治疗期间,患者的配偶也需要进行检查,如有感染应接受治疗。治愈后定期复查,有复发征兆时,抗生素的用量要加大。

(4)治疗期间禁止房事:早期梅毒患者必须禁止房事,2年以上患者也应该尽量避免性生活,发生性关系时必须使用避孕套。

(5)防止感染他人:早期梅毒患者有较强的传染性,晚期的梅毒传染性逐渐变小,但也要小心进行防护。患者的内裤、毛巾要及时地单独清洗,用沸水消毒。

除了以上注意事项之外,梅毒患者患病期间不能怀孕。如患者发生妊娠,治疗要尽早地开始。是否要保留胎儿,听从孕妇的意愿。

七、孕 40 周，可以使用催产素催产吗？

催产素，就是我们常说的"催生针"。顾名思义就是催促分娩，加快分娩进程的一种药物，直接作用于子宫的肌层，促使其产生收缩。很多孕妈妈已经达到预产期了，左等右等都没有要生的征兆，就想要使用催产素来"催生"，但这真是安全科学的吗？很多孕妈妈了解的并不清楚。

首先，孕妈妈要知道，药物的应用都是有一定的风险的。

催产素在人体的半衰期只有 5 ~ 7 分钟，可以随时加量和减量直到停止，因此正确使用催产素还是很安全的。但每个人对催产素的敏感性不同，因此要慎重对待。在使用催产素时一定要有医生在场，不正确地使用催产素可能会引起很大危险，因为催产和引产都是使用催产素点滴，如果点滴速度过快，输液量过大会引起水中毒，造成肺水肿；子宫收缩过强甚至导致子宫破裂、胎盘早剥、宫颈撕裂、急产、胎儿宫内窘迫等；产妇长时间使用催产素后会引起产后出血等。

催产素在产科应用广泛，怎样才能降低使用催产素的风险呢？

在催产之前，为了解孕妇的全面情况，医生会做超声了解宫内胎儿的状况，包括胎儿大小、羊水多少、胎盘成熟度，以及脐血流等，还会仔细评估孕妇的宫缩形式、宫颈扩张程度，以及胎头下降的位置。医生还会密切关注胎儿的心率对宫缩的反应，以便确保胎儿能够经受更强烈的宫缩。有时医生会做 OCT，也叫催产素激惹试验，了解胎儿在宫内的安危，确定胎儿是安全的，才继续催产素引产。

而使用催产素时，一般从小剂量开始，然后逐渐加量直到子宫出现规律宫缩。根据子宫对药物的敏感程度、宫颈的扩张程度，以及宫内胎儿的反应，将宫缩调至 3 分钟出现 1 次持续 30 秒的有效宫缩。如果宫缩的间隔时间和强度出现异常，需要调慢滴速或者停药。

那么所有催产的患者都能使用催产素吗？

当然不是。当具有以下这些因素时,不宜使用催产素引产和催产:当母亲是前置胎盘时;胎儿的胎位异常时,如臀位、横位、面先露等;脐带先露时;胎儿头位但胎头高浮在骨盆入口上;骨盆异常;宫颈癌;生殖道有急性炎症等。

那么使用催产素催产是不是一定能顺利分娩呢?

也不是的。用药期间监测母儿有异常情况时,是一定要停药评估的。如有原因不明的阴道流血或脉搏突然加快;胎心音缓慢或消失;血尿;病理性收缩环;宫缩突然减弱或消失;宫缩过强、过频;痉挛性宫缩;一过性低血压;胎心率监测提示胎儿宫内窘迫;可疑羊水栓塞等。

不是所有的孕妇在孕 40 周时都可以用催产素催产,临近预产期的孕妈妈也不要着急,一定要听从医生的建议及判断,降低分娩时母儿的风险。

八、孕期皮肤瘙痒，是胆汁淤积吗？

　　孕期皮肤瘙痒，一些孕妈妈觉得很常见，不放心上，有些妈妈担心是不是胆汁淤积，提心吊胆。今天我们一起了解下孕期皮肤瘙痒。

　　首先常见的孕期皮肤瘙痒的原因有以下几种。

　　1. 激素影响：怀孕到生产后 1 个月左右，因激素增加，准妈妈不仅身体会出现变化，就连皮肤也特别敏感，容易起疹子，感觉瘙痒，严重时会影响生活作息与情绪。

　　2. 季节变化：在不同的季节，准妈妈可能会有不同的皮肤问题，如夏季因气候潮湿，流汗多，容易出现湿疹或皮肤毛囊炎等问题；冬季则因为皮脂分泌减少，皮肤容易干燥，引发冬季湿疹或干燥性湿疹等，这些症状在全身任何部位都有可能发生。

　　3. 血糖和胆汁酸异常：如果瘙痒难忍，坐立不安，夜不能寐，容易不自觉搔抓，皮肤破损，引发皮肤化脓性感染，要警惕妊娠合并胆汁淤积和糖尿病。出现上述情况可以在皮肤科、产科和中医科就诊，抽血检查血糖和总胆汁酸。若皮肤瘙痒因妊娠糖尿病或胆汁淤积而致，要注意了，高糖或高胆汁酸水平均可导致胎儿窘迫、死胎等。

　　4. 因病原菌感染：若以手指和脚趾的夹缝间瘙痒难忍为主，皮肤起小水疱者，抓破皮肤方能暂时止痒并流水者，注意虫螨等病原体的感染。若臀部、大腿等部位出现"地图或铜钱样"斑，需注意是否为真菌等病原体的感染。

　　5. 食物、药物过敏：不少孕妈妈在食用辣椒、生姜、生蒜等辛辣刺激食物或接触某类化妆品后，短时间内会出现皮肤瘙痒、皮疹。

　　另外，我们也多了解一下妊娠期肝内胆汁淤积。此病易发生在怀孕中晚期，主要表现为皮肤瘙痒、黄疸、肝内胆汁淤积，抽血检查会发现胆汁酸明显升高，伴或不伴转氨酶升高，但是在生产后症状就会很快消失。再次怀孕时,可能复发。一般情况下,首先出现的症状是皮肤瘙痒,表现为偶发、间断或持续性瘙痒,白天晚上都有可能会出现,瘙痒的程度也是不同的,但一般不会损害皮肤。瘙痒开始时多数在手掌和脚掌,逐渐蔓延到肢体近端,再发展至全身。

对于孕妈妈本身来说,孕期患肝内胆汁淤积的主要危险在于增加产后出血的概率。而对于胎儿来说,受到的威胁则会更大、更凶险。高胆汁酸会引起宫缩,会减少胎盘一氧化氮的合成,增加子宫平滑肌敏感性,容易导致胎儿早产,还容易造成胎儿宫内窘迫。原因是高胆汁酸、胆红素通过脐带进入胎儿体内,容易引起胎儿缺氧、新生儿低出生体重,新生儿窒息的概率也很大。

妊娠期肝内胆汁淤积的病因尚不清楚,目前还没有有效的预防办法。如果孕期出现不明原因的皮肤瘙痒,最保险的办法就是及时上医院检查,以便及早明确病因并进行治疗。

九、妊娠合并 HPV 感染,能顺产吗?

HPV 是最普遍的性传播病毒,很多合并 HPV 感染的孕妈妈很想知道 HPV 到底是什么,会不会对孩子有影响,会不会影响分娩方式,今天我们就来了解一下这个问题。

HPV 病毒是人乳头瘤病毒的缩写,是一种球形 DNA 病毒。主要感染的区域是人类表皮和黏膜上皮。HPV 分为低危亚型和高危亚型,低危亚型 HPV 感染主要导致皮肤、黏膜疣状物生长,如尖锐湿疣;高危亚型 HPV 感染主要导致宫颈癌、外阴癌的发生。但高危型 HPV 感染的女性,病毒绝大多数在 2 年内被身体的免疫系统自行清除,只有极小一部分女性 HPV 持续感染。HPV 持续感染的女性中有极小一部分将来有患宫颈癌、阴道癌或外阴癌的可能。因此,建议适龄女性每年进行妇科体检,及时发现早期的宫颈癌,从而尽早得到治疗。

在怀孕女性中,也有很多人是 HPV 病毒阳性,所以在孕前先做一个宫颈的排癌检查就很有必要,包括 HPV 病毒和液基细胞学检查如液基细胞学检查(TCT)或淋巴细胞细胞毒试验(LCT)。如果发现有宫颈的癌前病变,就可以在孕前治疗好再怀孕;如果宫颈的排癌检查有问题,需要做一个阴道镜检查排除宫颈病变;如果检查排除了病变,而仅仅是带病毒的状态,那么完全可以先怀孕。如果孕前没有进行宫颈的排癌检查,孕早期体检可以做一次 HPV 病毒和宫颈液基细胞学检查。

孕期检查发现 HPV 感染的孕妈妈不用担心其对宝宝的影响,因为目前没有发现 HPV 会导致流产或早产,也不会导致宝宝畸形。HPV 感染宿主后不进入人体血液循环,孕期不会影响胎儿发育。

对于孕妈妈来说,需要特别注意的是 HPV 有感染新生儿的可能。新生儿感染 HPV 主要是因为接触了被 HPV 污染的羊水,但很多婴儿在出生两年多就自体清除掉了,HPV 对新生儿的远期影响很小。因此,权衡顺产的种种好处,考虑到新生儿摆脱 HPV 比例之高,妊娠合并 HPV 感染是能顺产的,不必为了担心 HPV 感染新生儿而刻意要求剖宫产。

十、顺产会改变身材吗？

顺产即经阴道分娩,分为3个产程:第一产程是指从正式临产到子宫颈完全扩张;第二产程为胎儿娩出期,是从宫口开全至胎儿娩出;第三产程为胎盘娩出期,是从胎儿娩出到胎盘娩出。

(一)顺产对骨盆及盆底的影响有哪些?

阴道分娩是造成骨盆移位和骨盆环损伤的原因之一,骨盆移位和损伤会对周围软组织和泌尿生殖系统结构产生伤害。骨盆中的骶骨和骶髂关节呈倒梯形状,当受到向下传导的体质量和向外扩张的力量时,会造成骨盆移位和损伤,导致骨盆的不稳定。骨盆环的肌肉韧带承受盆底组织器官的压力变大,使部分软组织失去承载盆底器官的能力,造成尿道、直肠移位,子宫膨出,形成盆底功能障碍性疾病,对产妇造成不良影响。

此外,分娩过程中由于胎儿头部对盆底肌和神经产生机械压迫和扩张,使这些肌肉神经被牵拉和损伤,导致其所支配的肌纤维功能破坏。分娩时对肛提肌产生的巨大牵拉和剪切力,将直接破坏这些特殊结构。当胎头仰伸时,可导致耻尾肌的高度扩张和神经肌肉软组织损伤,破坏邻近的筋膜。当发生第二产程延长、器械助产或者分娩巨大儿时,胎头对盆底肌和神经的机械压迫和扩张更持久,损伤作用更强烈,超出生理性改变所能适应的范围,会造成盆底组织结构的永久性损伤。

(二)顺产会改变身材吗?

顺产过程中,骨盆扩张变宽、盆底功能受损,从而出现产后身材变形的情况。此外,怀孕期间女性腹部会明显膨隆,且孕期营养丰富,容易导致营养过剩,产生脂肪堆积。如果生孩子后未进行适当运动、未控制饮食,容易出现生孩子后身材变形的情况。因此,顺产之后一定要做好相关的调理工作,可以进行骨盆修复,盆底功能康复,同时还可以进行瑜伽锻炼,都可以达到比较好的效果。如果想要保持良好的身材,在生产之后可以适当地运动,哺乳期注意营养均衡,饮食全面,避免营养过剩。

十一、高龄孕妇需要注意什么？

分娩时年龄≥35岁的妊娠称为高龄妊娠。我国在放开三胎政策后，高龄孕产妇的比例逐年增加。

（一）和普通孕产妇相比，高龄女性在怀孕时会有哪些风险

1. 怀孕困难：一般来说，在20～35岁，约1/4的女性可以在任一个月经周期中怀孕，但随着年龄增加，女性生育能力会明显下降。其主要原因是卵泡数量在逐渐减少，并且卵子随年龄增加容易出现染色体问题，继而发生种植失败和自然流产。在35～40岁这个年龄段，约20%的女性存在生育问题，尤其在38岁之后，女性的生育能力会明显下降。

2. 更易怀双胎：高龄女性在备孕时，由于体内激素变化，卵巢更容易同时排出多个卵子，因此生双胎/多胎的概率会随着年龄的增加而明显增加。这一点是惊喜也是风险，风险在于怀双胎不仅比单胎更辛苦，也更容易发生妊娠糖尿病、妊娠高血压、双胎输血综合征及选择性生长受限等。

3. 合并症及并发症发生率增加：随着孕妇年龄的增加，流产、早产、死胎等风险也逐渐增加。妊娠糖尿病、妊娠高血压、胎儿宫内发育受限等发生的概率也更大。

4. 胎儿畸形发生率增加：胎儿染色体非整倍体异常（如唐氏综合征等）的发生率也与年龄正相关。美国妇产科医师协会（ACOG）官网数据显示，20岁的女性妊娠时，胎儿出现唐氏综合征的概率是1/1480，30岁的概率是1/940，35岁的概率是1/353，过了40岁概率会上升到1/85，超过45岁的是1/35。因此，孕妇年龄超过35岁后，胎儿发生唐氏综合征的概率是显著增加的。

（二）高龄产妇孕期应注意什么？

怀孕会给女性带来生理、内分泌和代谢变化，高龄孕妇合并内外科疾病

的风险显著增加。一旦发现怀孕,应尽早到医院就诊建档,进行系统孕期管理、风险评估。尽量保证营养、睡眠充足,适量运动,控制体重。

1. 孕早期:发现怀孕后尽早进行 B 超检查,排除宫外孕。6~8 周再次进行 B 超检查明确是否活胎。如果之前有过剖宫产,需要重点筛查孕囊与瘢痕的关系。同时,评估血糖、血压、甲状腺功能。如果出现腹痛或阴道流血等情况,需及时到医院就诊。孕 11~14 周,要注意按时接受俗称 NT 检查的胎儿颈后透明层厚度检查。

2. 孕中期:因高龄女性怀孕时容易出现胎儿染色体异常,因此孕期应进行严格的排畸筛查。一般来说,通过早中期超声、无创产前基因检测(即 NIPT,一般指无创 DNA 检查)或羊膜腔穿刺检查等可以排除大部分胎儿先天异常。但无创 DNA 检查有一定的漏诊率和误诊率,也可考虑进行侵入性产前诊断,包括绒毛活检、羊膜腔穿刺术或脐静脉穿刺术取样本进行染色体检查。

3. 孕晚期:孕妇要按时接受孕检,观察胎动的情况。由于高龄孕妇的韧带与软产道弹性相对较差,分娩时容易出现产程延长,甚至出现难产、新生儿窒息等,因此,部分孕妇会倾向于剖宫产分娩。但高龄孕妇仍有机会阴道分娩,如果选择阴道分娩,建议孕妇在孕期适量运动,也可以在专业人士指导下进行瑜伽训练,为阴道分娩做准备。

4. 产后:高龄孕妇在产后一定要注意休息和调整好心态。生产后,身体和生活的变化可能诱发产妇焦虑、抑郁的心理反应,此时家人的理解和陪伴非常重要。另外,由于产后血液处于高凝状态,高龄产妇在坐月子期间要适当下床活动,以自己体力能承受为限。如果出现一侧或双侧小腿突然肿胀或疼痛,应警惕下肢静脉血栓,此时要立刻停止活动,到医院就诊。此外,高龄产妇在产后要积极进行盆底功能恢复锻炼,以提高生活质量。

第六部分

孕期常见疾病

一、妊娠高血压疾病

妊娠高血压疾病是指妊娠与血压升高并存的一组疾病。发生率为5%~12%。一般会在孕妈妈妊娠20周以后出现，属于高危妊娠的范畴。该组疾病包括妊娠高血压、子痫前期、子痫、慢性高血压并发子痫前期及妊娠合并慢性高血压，严重影响母婴健康，是孕产妇和围产儿病死率升高的主要原因。

(一)妊娠高血压疾病会带来哪些危害?

妊娠高血压疾病会造成孕妇全身小血管痉挛和血管内皮损伤，全身每个系统均有血管，所以全身每个系统都会累及，如脑水肿、充血、局部缺血、血栓形成及出血等；肾功能损害、蛋白尿、肾衰竭等；心血管缺血、心肌坏死、心力衰竭等。子宫胎盘血流方面，子宫螺旋动脉重铸不足导致胎盘灌注下降，胎盘功能减退，胎儿可能出现宫内发育迟缓、胎盘早剥、胎儿窘迫甚至是胎死宫内等情况。

(二)妊娠高血压疾病的高危因素有哪些?

①孕妇年龄小于18岁或≥40岁；②多胎妊娠；③初次产检体重指数（BMI）≥35 kg/m²；④妊娠高血压疾病史及家族史，尤其是母亲及姐妹曾患妊娠高血压者；⑤存在内科病史或隐匿存在（潜在）的疾病（包括慢性高血压、慢性肾脏疾病、糖尿病和自身免疫病如系统性红斑狼疮、抗磷脂综合征等）；⑥首次怀孕、妊娠间隔时间≥10年；⑦血栓疾病史；⑧孕早期收缩压≥130 mmHg或舒张压≥80 mmHg；⑨体外受精胚胎移植受孕；⑩肥胖、营养不良及社会经济状况低下等。

(三)如何预防妊娠高血压疾病?

目前对于低危人群尚无有效的预防方法，对预测的高危人群，预防措施有以下几种。

1.合理膳食,控制体重。饮食应注重营养均衡,多食富含蛋白质、维生素及矿物质食物,常规补充钙剂(低钙摄入的孕妇建议补钙,每日口服1.5~2.0 g);少盐少糖,少食腌制类食品,多食用新鲜果蔬;控制孕期体重的增长速度。

2.合理休息,适当锻炼,保持心情愉悦。保证充足睡眠,卧床休息时,以左侧卧位为宜,可采取听音乐、瑜伽之类的放松技巧帮助减压。

3.规范产检。定期产检,重视血压的监测、观察尿蛋白和体重的变化。血压偏高时要遵医嘱服药。

4.阿司匹林。针对特定子痫前期高危因素者。用法:可从11~13周+6天,最晚不超过妊娠20周开始使用,每晚睡前口服低剂量阿司匹林100~150 mg至36周,或者终止妊娠前5~10天停用。

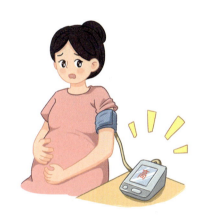

二、妊娠糖尿病

妊娠糖尿病是指妊娠期间出现的糖代谢指标异常。分为 2 种：一种为孕前糖尿病的基础上合并妊娠，又称为糖尿病合并妊娠；另一种为妊娠前糖代谢正常，妊娠期出现的糖尿病，称为妊娠糖尿病。其中 90% 以上为妊娠糖尿病。妊娠糖尿病对母儿均有较大危害，需引起孕妈妈的重视。

(一)妊娠糖尿病的诊断标准是什么？

采用 75 g 糖耐量试验(OGTT)，要求前 1 天晚餐后禁食至少 8 小时至次日晨，检查前 3 天正常体力活动、正常饮食，每天进食碳水化合物不少于 150 g，检查期间要求静坐、禁烟。检查时 5 分钟内口服含 75 g 葡萄糖的液体 300 mL，分别抽取糖前、服糖后 1 小时、2 小时的静脉血，血糖值分别为 5.1 mmol/L、10.0 mmol/L、8.5 mmol/L。任何 1 项高于正常值，就可以诊断为妊娠糖尿病。

(二)哪些孕妇是妊娠糖尿病的高危人群？

妊娠糖尿病的高危人群有以下几种。

(1)孕妇年龄≥35 岁、妊娠前超重或肥胖等。

(2)有糖尿病家族史。

(3)有不明原因的死胎、死产、流产史、巨大胎儿分娩史、胎儿畸形和羊水过多史、妊娠糖尿病史。

(4)妊娠期发现胎儿大于孕周、羊水过多。

(三)妊娠糖尿病对母体的危害有哪些？

妊娠糖尿病对母体的危害有以下几种。

(1)高血糖可使胚胎发育异常甚至死亡。

（2）妊娠高血压疾病的发生率高。

（3）感染。

（4）羊水过多。

（5）难产、产道损伤、手术产概率及产后出血概率增加。

（6）糖尿病酮症酸中毒。

（7）妊娠糖尿病孕妇再次妊娠时，容易复发，远期患糖尿病概率增加。

（四）妊娠糖尿病对胎儿的危害有哪些?

妊娠糖尿病对胎儿的危害有以下几种。

（1）巨大胎儿。

（2）胎儿生长受限。

（3）流产及早产。

（4）胎儿窘迫及胎死宫内。

（5）胎儿畸形。

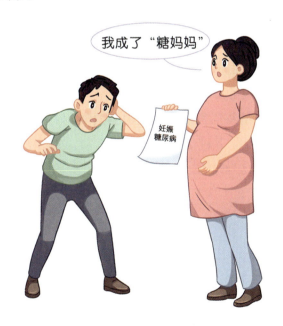

（五）妊娠糖尿病如何进行饮食管理？

该类孕妇营养需求与正常孕妇相同，但需要更加注意热量的摄取、营养物质的分配比例及餐次的分配。此外，应避免甜食及高油食物的摄取，增加优质蛋白及膳食纤维的摄入。

提供母体自身代谢及胎儿生长发育所需要足够的热量及营养物质，使母体及胎儿适当地增加体重，血糖控制达标，避免酮症酸中毒、饥饿性酮症的发生，减少早产、流产与难产等的发生。

（六）妊娠糖尿病如何运动？

孕期运动降低血糖的同时，也有益于宝宝的健康发育。建议糖妈妈以温和运动为主，如慢走、游泳、瑜伽、孕妇健身操等，每天运动半小时至 1 小时，可分次进行，每次 15～20 分钟，以轻微出汗为简单判断达标依据。

（七）妊娠糖尿病需要治疗吗？

85% 妊娠糖尿病患者都可以通过饮食加运动来控制。通过严格控制饮食管理及运动后，空腹血糖超过 5.3 mmol/L，餐后 2 小时血糖超过 6.7 mmol/L，建议在医生的指导下应用胰岛素降糖。

妊娠糖尿病对母儿危害极大，所以"糖妈妈"妊娠期血糖管理不容小觑，建议在医生的指导下科学进行饮食及运动，必要时加用药物进行降糖，希望每个"糖妈妈"都能安全渡过特殊时期！

三、妊娠期肝内胆汁淤积

妊娠期肝内胆汁淤积（ICP）是一种以皮肤瘙痒和血清胆汁酸升高为特征的孕期并发症，是妊娠中晚期特有的并发症，发病有明显的地域和种族差异。病因至今还不明确，可能与女性激素、遗传、免疫及环境等因素有关。

（一）妊娠期肝内胆汁淤积有哪些症状？

两个症状是瘙痒和黄疸。瘙痒一般为该疾病的首发症状，70%以上的患者在妊娠晚期出现，少数在妊娠中期出现。瘙痒程度不一，常呈持续性，白昼轻，夜间加剧。瘙痒一般始于手掌和脚掌，后逐渐向肢体近端延伸甚至可发展至面部，多持续至分娩后1~2天消失。有10%~15%的孕妈妈在瘙痒发生后2~4周后出现黄疸，黄疸程度一般较轻，仅见于巩膜，但有少数孕妇黄疸比较明显，会持续至分娩后1~2周并自行消退。瘙痒严重时，孕妈妈皮肤可出现不同程度的抓痕，少数孕妈妈会出现上腹部不适、恶心、呕吐、腹痛等非特异症状。

（二）妊娠期肝内胆汁淤积对母儿的危害有哪些？

孕妇瘙痒会影响日常生活及睡眠，可能引起肝功能暂时性损害，脂溶性维生素 K 吸收减少，凝血功能异常，容易导致产后出血。胆汁酸具有毒性作用，可出现胎儿宫内缺氧、早产、羊水胎粪污染，甚至不可预测的胎死宫内等可能，围产儿发病率和死亡率明显升高。

（三）妊娠期肝内胆汁淤积如何处理？

一旦出现瘙痒及黄疸症状，需要立即就诊。以便早诊断及早治疗。注意皮肤的护理，勤换衣物，不要用碱性肥皂，洗澡时水温不宜太热；勤剪指甲，避免划伤皮肤；适当卧床休息，睡觉时采用侧卧位，以便增加胎盘血流量,休息差者夜间可给予镇静药物。视孕妈妈孕周、症状、胆汁酸水平决定是否加用降胆汁酸药物,如熊去氧胆酸、S–腺苷蛋氨酸等。

最后,需要强调的是 ICP 的孕妇会发生突发的难以预料的胎死宫内,所以准妈妈们得病后需尽快就诊、增加产检次数、在医生指导下采用药物治疗、选择合适的分娩方式和时机是获得良好围产结局的关键。

四、贫 血

贫血是妊娠期最常见的并发症之一。由于妊娠期血容量增加,且血浆增加多于红细胞增加,血液呈稀释状态,又称为"生理性贫血"。据统计,目前全球约有 1/3 的妊娠期女性存在贫血,其中缺铁性贫血最为常见,约占95%。缺铁性贫血是由于机体缺乏铁,血红蛋白合成减少所导致的贫血。妊娠期间,由于胎儿生长发育及妊娠期血容量增加,对铁的需要量增加,尤其是妊娠中晚期,孕妇对铁摄入不足或吸收不良,可引起贫血。

(一)妊娠贫血对母儿的危害有哪些?

贫血会增加一系列不良事件的风险:胎儿可能出现早产、低出生体重、胎儿生长发育迟缓、胎儿窘迫、早产或者死胎等,严重时对胎儿远期也构成一定影响;贫血孕妇对分娩、手术、麻醉的耐受力差,重度贫血可导致贫血性心脏病,易出现产后出血、失血性休克,导致产褥感染、输血等概率增加。

(二)妊娠贫血如何诊断?

轻度贫血患者可无明显症状,或仅有皮肤、口唇黏膜和睑结膜略苍白;中、重度贫血会出现乏力、头晕、心慌、气短、食欲减退、腹胀、腹泻、皮肤黏膜苍白、皮肤毛发干燥、指甲脆薄以及口腔炎、舌炎等症状。

缺铁性贫血的诊断标准和分类根据世界卫生组织的标准,妊娠期缺铁性贫血是指外周血血红蛋白(Hb)浓度<110 g/L 或血细胞比容小于0.33,白细胞和血小板均在正常值范围内。按照血红蛋白浓度水平分为轻度贫血(100~109 g/L)、中度贫血(70~99 g/L)、重度贫血(40~69 g/L)和极重度贫血(<40 g/L)。

(三)妊娠贫血如何预防?

妊娠前积极治疗失血性疾病如月经过多等,以增加铁的储备,妊娠期加强营养,鼓励进食含铁丰富的食物,如猪肝、鸡血、豆类等,建议孕妇定期检测血常规及铁蛋白。

(四)如何治疗妊娠贫血?

轻、中度贫血者以口服铁剂治疗为主,同时进食富含铁的食物如瘦肉、血制品等。常用的铁制品有多糖铁复合物、硫酸亚铁、琥珀酸亚铁、10% 枸橼酸铁胺等。对中、重度缺铁性贫血者或者因严重胃肠道反应不能口服铁剂者、口服铁剂无效者可注射铁剂,如右旋糖酐铁、蔗糖铁等,部分患者需输注浓缩红细胞,待血红蛋白浓度达到 70 g/L 或症状改善后,可改为口服铁剂或注射铁剂治疗。

注意,服用铁剂后可能会出现黑便、便秘、恶心等不适症状,一般停药后可自行恢复。饭前口服铁剂对胃有刺激作用,胃肠道不佳的孕妇可于饭后半小时内服用,维生素 C 可增加铁剂的吸收,可同时服用。

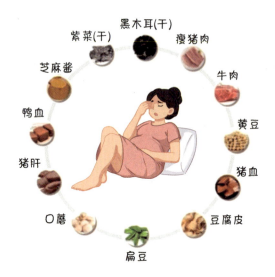

五、妊娠期急性胰腺炎

妊娠期急性胰腺炎是妊娠期较为常见的外科急腹症之一，多发生于妊娠晚期和产褥期，发生率为 1/10000～1/1000，近年来随着人们生活方式的改变及"二胎、三胎"政策的逐步开放，妊娠期急性胰腺炎的发病率也呈上升趋势。妊娠期急性胰腺炎可发生于整个妊娠期，以妊娠晚期及产褥期较多。具有发病急、病情重、并发症多、治疗困难、病死率高的特点，严重威胁母婴生命。

(一)妊娠期急性胰腺炎的病因是什么?

妊娠期急性胰腺炎的病因多样，常见为胆道疾病、脂代谢异常，其他如甲状旁腺功能亢进症、妊娠高血压综合征使胰腺血管长期痉挛，并发胰腺缺血坏死也有相关病例报道。

(二)妊娠期急性胰腺炎的临床表现是什么?

恶心、呕吐、上腹疼痛为妊娠期急性胰腺炎的三大症状，疼痛多位于左上腹，可放射至腰背肩部，可呈阵发性加剧，呕吐后无缓解，部分患者在发作前有进食油腻食物或者饱餐后。由于妊娠期宫底升高，胰腺位置相对较深，腹痛症状可不典型。所以妊娠期任何上腹部疼痛均应考虑急性胰腺炎的可能性。

(三)妊娠期急性胰腺炎对母婴的影响是什么?

轻症急性胰腺炎时，母婴经过对症治疗一般影响不大，而重症急性胰腺炎可导致母体出现休克、电解质紊乱、呼吸急促、发绀、少尿、胃肠道出血等多器官功能衰竭的表现，胎儿可能出现宫内缺氧、宫内死亡、胎儿生长受限、流产或早产等严重结果。

(四)妊娠期急性胰腺炎的治疗方法是什么？

妊娠期急性胰腺炎来势迅猛,病情进展快,是妊娠期母婴死亡率较高的疾病之一。早期确诊尽早治疗是减少母婴并发症、降低母儿死亡率的关键。有以下2种治疗方法。

1. 保守治疗

(1)禁食、禁水,持续胃肠减压减轻腹胀、降低腹腔压力。

(2)静脉补液,防治休克,完全肠外营养,维持水电解质平衡。

(3)解痉镇痛,可应用哌替丁,禁用吗啡。

(4)及时使用抑制胰酶的药物,如生长抑素、H_2受体拮抗剂或质子泵抑制剂等,药物虽能通过胎盘,但病情危重时仍须权衡利弊使用。

(5)广谱抗生素。

2. 产科处理

(1)预防早产。

(2)密切监护胎儿宫内情况。

(3)对终止妊娠及手术时机、指征的选择:病情较轻保守治疗有效的,待病情基本控制后再终止妊娠。病情危重时亦可考虑立即剖宫产,以抢救母儿生命。在治疗期间应严密观察宫缩情况,如孕妇已临产可自然分娩,如死胎可引产,如出现胎儿窘迫应立即手术终止妊娠。

六、妊娠期急性阑尾炎

妊娠期急性阑尾炎是妊娠期最常见的外科急腹症,其发病率占妊娠总数的 1/2000 ~ 1/1000。妊娠各个时期均可发生急性阑尾炎,但以妊娠前 6 个月内居多。妊娠并不诱发阑尾炎,但妊娠期增大的子宫能使阑尾的位置发生改变,临床表现不典型,诊断难度增加。另外,妊娠期急性阑尾炎容易发生穿孔及腹膜炎。因此,早期诊断和及时处理对预后有重要的影响。

(一)妊娠期阑尾位置的特点是什么?

妊娠初期阑尾的位置与非妊娠期相似,在右髂前上棘至脐连线中外 1/3 处,也就是我们经常说的麦氏点,随着妊娠子宫的不断增大,阑尾会逐渐向后上、向外移位,产后 14 天回到非妊娠时的位置。

(二)妊娠期急性阑尾炎的临床表现有哪些?

妊娠早期的症状和体征与非孕期相同,腹部疼痛是最常见的症状,约 80% 的患者有典型的转移性右下腹痛、压痛、反跳痛和腹肌紧张。妊娠中、晚期由于妊娠子宫的逐渐增大使阑尾的位置逐渐上移,常无明显的转移痛,腹痛及压痛的位置较高,当阑尾位于子宫背面时,疼痛可能位于右侧腰部,妊娠中晚期增大的子宫撑起壁腹膜,腹部压痛、反跳痛及肌紧张症状可不明显。

(三)妊娠期急性阑尾炎对母儿的影响?

妊娠期急性阑尾炎对母儿的影响非常严重。妊娠期急性阑尾炎穿孔继发弥漫性腹膜炎较非孕期多 1.5 ~ 3.5 倍。阑尾与子宫相邻,阑尾的炎症会波及子宫,可诱发早产及宫内感染。母亲全身炎症及弥漫性腹膜炎可导致胎儿宫内缺氧,也会诱发子宫收缩导致流产及早产,妊娠期间手术、药物可对胎儿产生不良影响,围产儿死亡率增加。

（四）妊娠期急性阑尾炎如何治疗？

妊娠期急性阑尾炎症状不典型，易出现阑尾穿孔及弥漫性腹膜炎，胎儿预后与是否并发阑尾穿孔直接相关，单纯性阑尾炎未并发阑尾穿孔时胎儿死亡率为 1.5%～4.0%，并发阑尾穿孔导致弥漫性腹膜炎时，胎儿死亡率高达 21%～35%，因此，妊娠期急性阑尾炎一旦确诊一般不主张保守治疗。起病缓慢且病情较轻的可先予广谱抗生素保守治疗，症状缓解不明显尽早手术，起病急、病程发展快或疑有穿孔的患者应采用急诊手术治疗，手术方式为阑尾切除术。

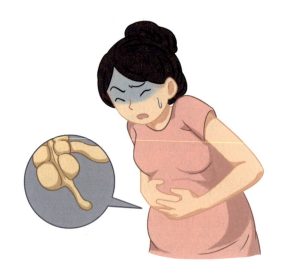

七、前置胎盘

妊娠 28 周后,胎盘附着于子宫下段,甚至胎盘下缘达到或覆盖宫颈内口,其位置低于胎先露部,称为前置胎盘。前置胎盘是妊娠晚期阴道出血的最常见原因,也是妊娠期的严重并发症之一。国内报道发病率为 0.24% ~ 1.57%。该病多见于经产妇。临床按胎盘下缘与子宫颈内口的关系,将前置胎盘分为 3 种类型。①完全性前置胎盘或中央性前置胎盘:宫颈内口全部为胎盘组织覆盖。②部分性前置胎盘:宫颈内口部分为胎盘组织覆盖。③边缘性前置胎盘:胎盘附着于子宫下段,下缘达宫颈内口,但不超越宫颈内口。

(一)前置胎盘的病因有哪些?

目前原因尚不清楚,常与如下因素有关。

(1)子宫内膜病变或损伤:多次流产刮宫史、剖宫产、子宫手术史、产褥感染、盆腔炎等,均可以引起子宫内膜受损,当受精卵植入受损的子宫内膜,子宫蜕膜血管形成不良造成胎盘血供不足,为了摄取足够营养而胎盘面积扩大,甚至伸展到子宫下段。

(2)受精卵滋养层发育迟缓:当受精卵抵达子宫腔时,滋养层尚未发育到能着床的阶段,受精卵继续下移植入子宫下段,并在该处生长发育形成前置胎盘。

(3)胎盘异常:形态和胎盘异常,如胎盘面积过大、膜状胎盘、多胎妊娠等。

(4)辅助生殖技术:使用的促排卵药物,改变了体内性激素水平,受精卵体外培养和人工植入造成子宫内膜与胚胎发育不同步,使受精卵着床至子宫下段。

（二）前置胎盘的临床表现有哪些？

妊娠晚期或临产后发生无诱因无痛性反复阴道出血是前置胎盘典型的临床表现。随子宫增大，附着于子宫下段及宫颈部位的胎盘不能相应伸展而引起错位分离会导致出血。初次流血量一般不多，血液凝固出血可停止，但不排除第一次出血即发生致命性大出血的可能。随着子宫下段不断伸展，出血往往频繁出现，且出血量越来越多。完全性前置胎盘往往初次出血的时间早，在妊娠 28 周左右；边缘性前置胎盘初次出血发生较晚，多在妊娠 37～40 周或临产后，量也较少；部分性前置胎盘初次出血时间和出血量介于上述两者之间。

（三）前置胎盘对母儿的危害有哪些？

前置胎盘可能出现产后出血、休克、胎盘植入、产褥感染等可能，出血量多可能导致胎儿宫内缺氧、胎死宫内、流产、早产、低出生体重儿、新生儿死亡等不良结局。

（四）前置胎盘孕期注意事项及治疗有哪些？

（1）减少活动，卧床休息以左侧卧位为宜，如有腹痛、出血等不适症状，立即就医。

（2）避免进行增加腹压的活动，如长期便秘、慢性咳嗽，避免腹部受到撞击等。

（3）保持外阴部清洁，勤换衣物，预防感染。

（4）均衡饮食，纠正贫血。

（5）严密检测母胎情况，自数胎动，根据前置胎盘的类型、阴道出血量、孕周、产次、胎位、有无休克、是否临产、胎儿是否存活等决定终止妊娠方式及时机。

（五）前置胎盘如何预防？

①采取有效避孕措施，避免多次流产、刮宫、剖宫产、引产等；②预防感染、积极治疗阴道炎；③宣传妊娠期保健知识，养成良好的卫生习惯；④计划妊娠妇女需戒烟戒酒，避免被动吸烟；⑤规范孕产期保健，按时产前检查；⑥确诊前置胎盘应尽早就医。

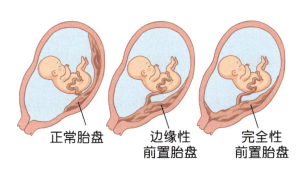

正常胎盘　　边缘性前置胎盘　　完全性前置胎盘

八、胎膜早破

人们常说的破水了，就是我们医学上的术语"胎膜早破"，任何孕周都可能出现胎膜早破，会对孕产妇、胎儿及新生儿造成不良影响。今天让我们来认识一下这种疾病。

(一)什么是胎膜早破?

胎膜早破是指临产前胎膜发生自然破裂，妊娠达到及超过 37 周发生者称足月胎膜早破；未达到 37 周发生者称未足月胎膜早破。足月单胎胎膜早破发生率 8%；未足月单胎胎膜早破发生率为 2%～4%，双胎妊娠发生率高达 7%～20%。它的典型症状是孕妇突然感觉有较多液体自阴道流出，增加腹压如咳嗽、憋气等情况时阴道流液量增多。

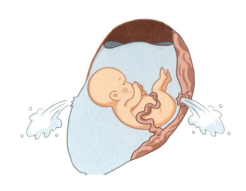

(二)胎膜早破的病因是什么?

主要有以下几个因素。

1. 生殖道感染：是胎膜早破的主要原因。常见病原体如厌氧菌、衣原体、B 族链球菌等上行侵袭宫颈内口局部胎膜，从而导致胎膜早破。

2. 羊膜腔压力升高：宫腔压力过高如双胎妊娠、羊水过多等。

3.胎膜受力不均:胎位异常、头盆不称等可使胎儿先露部不能与骨盆入口衔接,前羊膜囊所受压力不均;宫颈机能不全,前羊膜囊楔入,胎膜受压不均,导致胎膜早破。

4.创伤:羊膜腔穿刺不当、性生活刺激、撞击腹部等。

5.营养因素:孕妇铜、锌及维生素等缺乏,影响胎膜的胶原纤维、弹力纤维合成,胎膜抗张能力下降。

(三)胎膜早破对母儿的影响有哪些?

1.对母体的影响

(1)感染:随着胎膜破裂时间的延长,宫内感染的风险增加。

(2)胎盘早剥:破膜后宫腔压力改变,可能发生胎盘早剥。

(3)剖宫产率增加:羊水减少致使脐带受压、宫缩不协调和胎儿窘迫需终止妊娠时引产不易成功,导致剖宫产率增加。

2.对胎儿的影响

(1)早产:胎膜早破是早产的主要原因之一,发生的孕周越小,围产儿的预后越差。

(2)感染:并发绒毛膜羊膜炎时,容易引起新生儿吸入性肺炎、颅内感染甚至败血症。

(3)脐带脱垂或者受压,容易导致胎儿窘迫甚至胎死宫内。

(4)胎肺发育不良及胎儿受压:破膜时孕周越小,胎肺发育不良的风险越高,羊水减少程度重,时间长,会出现胎儿受压表现,比如骨骼发育异常(如弓形腿)及胎体粘连等。

(四)胎膜早破如何处理?

1.孕足月胎膜早破:需要医生评估母亲及胎儿情况,如果无试产禁忌,可以先试试顺产。但是随着破膜时间的延长,宫内感染的风险增加,破膜超过12小时应预防性应用抗生素。如果没有剖宫产指征,破膜后2~12小时无分娩征兆可以予以药物催产;有剖宫产指征,比如出现母亲感染征象,或是胎儿胎心异常,就需要剖宫产了。

2.未足月胎膜早破:需要根据破水发生的孕周、母胎情况、当地新生儿科救治水平以及孕妇和家属的意愿等进行综合决策。但是会予以抗生素预防感染,妊娠小于32周前会给予硫酸镁保护胎儿脑神经,减少早产儿脑瘫的发生概率;必要时给予促胎肺成熟以及宫缩抑制剂。但是,无论任何孕周,明确诊断的绒毛膜羊膜炎、胎儿窘迫、胎盘早剥,这些情况不适合继续妊娠,需尽快终止妊娠。

(五)如何预防胎膜早破?

1.注意个人卫生、积极预防和治疗下生殖道感染。

2.避免突然腹压增加。

3.补充足量的维生素、钙、铜及锌等营养素。

4.宫颈机能不全的患者及时行宫颈环扎术。

第七部分

特殊妊娠——双胎妊娠

一、双胎的类型

妊娠是人类繁衍后代的方式,一般一胎只能怀一个宝宝,若一次妊娠子宫腔内同时有两个或两个以上胎儿,称为多胎妊娠。自然受孕情况下,多胎妊娠概率比较小,属于高危妊娠范畴,其中以双胎妊娠最多见。

(一)双胎妊娠的定义

双胎妊娠是指一次妊娠宫内同时有两个胎儿发育,随着近年辅助生殖技术广泛开展,双胎妊娠发生率明显增高。常会听到有人说"双胞胎"好,一次性搞定,互相有个伴,但是怀双胎一定是好事吗? 当然不是,其实双胎妊娠属于高危妊娠,流产、早产、母胎并发症发生率均高于单胎。下面我们来讲一下双胎的类型。

1.双卵双胎:双胎妊娠中,70%为双卵双胎,双卵双胎的性别相同或不同,长得可以像或不像,二者之间的关系相当于单胞胎之间的关系,只是在同一时间出现在妈妈的子宫里,有独立的胎盘,尽管有时两个胎盘相隔或近或远,相当于一栋楼房里两个相隔甚远或紧邻的独立一居室。

2.单卵双胎:相对于双卵双胎,单卵双胎要复杂得多,占双胎妊娠的30%。根据受精卵分裂的时期不同,会发展为以下几种不同的类型。

(1)双绒双羊:如果受精卵在受精后3天内分裂成两个受精卵,就形成双绒毛膜双羊膜囊双胎,简称双绒双羊,他(她)们每人有自己单独的胎盘,脐带血流之间互不交通,这种双胎的并发症比较少见。形象地讲就是,两个孩子分开的早,他(她)们比较独立,有单独的房间,互不干涉,连房间里的水电系统都是单独的。

(2)单绒双羊:如果受精卵在受精后4~8天内分裂成两个受精卵,就形成单绒毛膜双羊膜囊双胎,简称单绒双羊,两者共用一个胎盘,脐带血之间可能会有交通,甚至分流,可能会形成双胎输血综合征、选择性胎儿生长受限等并发症。形象地讲就是,两个孩子同在一个屋檐下,各自有独立的小房间,虽然中间有分隔,但由于共用一套水电系统,就有可能出现水电串路现象。

（3）单绒单羊:受精后 9～13 天内分裂成两个个体,就形成单绒毛膜单羊膜囊双胎,简称单绒单羊,也是共用一个胎盘,两个胎儿不仅同住一间套房,但中间没有任何分隔。这种双胎不仅会有单绒双羊双胎的并发症,还可能出现脐带缠绕、脐带打结等,均可能导致胎死宫内,所以,这种双胎危险性很高。若受精 13 天后再分裂,就极可能形成连体双胎。

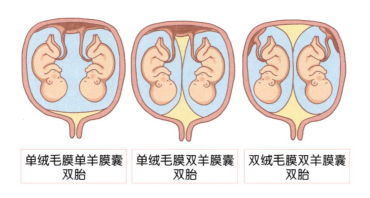

| 单绒毛膜单羊膜囊双胎 | 单绒毛膜双羊膜囊双胎 | 双绒毛膜双羊膜囊双胎 |

（二）双胎妊娠分类的依据

双胎的分类主要依靠彩超,主要在孕早期判断,妊娠 7～9 周,主要通过妊娠囊计数来判断绒毛膜性,如果有两个妊娠囊且各自有单个胚芽,则提示双绒双羊;若一个妊娠囊内有两个羊膜腔,腔内分别可见胚芽则提示单绒双羊;若一个妊娠囊内仅有一个羊膜腔,腔内含有两个胚芽提示单绒单羊;在孕 10～14 周,通过双胎间的羊膜与胎盘交界的形态判断绒毛膜性,单绒双胎羊膜分隔与胎盘呈"T"形,双绒毛膜双胎的胎膜融合处如有胎盘组织,胎盘融合处表现为"双胎峰"。在妊娠早期进行绒毛膜性判断对妊娠结局非常重要,要按照医生的嘱托进行严格的产检,才能降低和及时发现妊娠期可能出现的并发症,顺利度过孕期。

二、双胎妊娠对母体的影响

研究发现双胎妊娠母体的并发症较单胎妊娠增加 7 倍,包括妊娠剧吐、贫血、妊娠高血压、产后出血、子宫破裂、羊水过多及胎膜早破等。下面我们来详细地说一下。

(一)早孕反应

双胎妊娠一般早孕反应较重,且比单胎早孕反应发生的时间早、症状重、持续时间长。

(二)贫血

双胎并发贫血是单胎的 2~4 倍,由于子宫迅速增大血容量增加容易造成贫血,进而引起胎儿宫内窘迫和发育迟缓。

(三)妊娠高血压疾病

双胎妊娠易并发妊娠高血压疾病,比单胎多 3~4 倍,且发病早、程度重。容易出现心肺并发症及子痫。

(四)产后出血

经阴道分娩的双胎,平均产后出血量≥500 mL。由于子宫过度增大,容易造成子宫收缩乏力引起出血,影响产后恢复。

(五)子宫破裂

对于单角子宫、既往有子宫手术史(如剖宫产、子宫肌瘤切除等)的瘢痕子宫患者,其发生率明显增加,严重威胁母婴健康。

(六)羊水过多及胎膜早破

双胎羊水过多发生率12%,胎膜早破发生率14%。

(七)妊娠期肝内胆汁瘀积

其发生率是单胎的 2 倍,胆汁酸常常高出正常值 10 倍以上,易引起早产、胎儿窘迫、死胎、死产及围生儿死亡率增高。

(八)宫缩乏力

子宫肌纤维伸展过度,常发生原发性宫缩乏力,导致产程延长。

(九)胎盘早剥

这是双胎及多胎妊娠产前出血的主要原因,当第一个胎儿娩出后,宫腔的容积骤然缩小,是胎盘早剥的常见原因。

(十)流产及早产

流产发生率高于单胎 2~3 倍,与胚胎畸形、胎盘发育异常、胎盘血液循环障碍、宫腔内容积相对狭窄、宫腔压力过高有关。

除此之外,随着孕周的增加,子宫增大明显,使横膈抬高,引起呼吸困难,胃部受压,会自觉胀满、食欲减退,会感到极度疲劳和腰背部疼痛;孕妇体重增加和子宫增大明显,下肢水肿、静脉曲张等压迫症状出现早而明显;孕晚期常有呼吸困难,行动不便,会有便秘、排尿困难等情况。

双胎妊娠还产生显著的经济、精神和精力负担,如对婴幼儿特殊护理、家庭开支、医疗支出等,会导致一系列的社会和家庭的负担,产后抑郁的风险也会增加。

拥有双胎宝宝,固然是每个家庭的大喜事。但是考虑到孕妈妈和小宝宝在整个孕期及产后所要面临数倍的危险,我们要慎重考虑双胎妊娠。

三、单绒双胎特有并发症有哪些？

双胎被称为"产科之王"，尤其单绒双胎（MCDA）的并发症更多，临床上应该极度重视。

单绒毛膜双胎胎盘表面存在广泛的血管吻合，2个胎儿间因血流动力学不平衡、胎盘份额不均等多种因素导致胎儿及新生儿病死率明显高于双绒毛膜双胎。常见的并发症有双胎输血综合征（TTTS）、动脉反向灌注序列（TRAPS）、选择性胎儿生长受限（sIUGR）、双胎贫血－红细胞增多序列（TAPS）等。

（一）双胎输血综合征

双胎输血综合征（TTTS）是单绒双羊的严重并发症。受血胎儿表现为循环血量增加、羊水过多，心脏扩大或心力衰竭伴水肿；而供血胎儿表现为贫血、血容量减少、羊水过少、生长受限，有时供血胎儿出现羊水严重过少，被挤压到子宫一侧，成为"贴附儿"。如果不适时进行干预，严重 TTTS 病死率高达90%。

TTTS 诊断标准是双胎羊水差异大，其一最大羊水深度<2 cm，另一胎最大羊水深度>8 cm（≤20 周）或>10 cm（>20 周）。

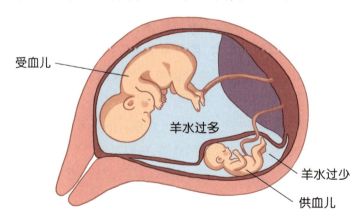

（二）双胎反向动脉灌注序列征

动脉反向灌注序列（TRAPS）又称无心畸胎序列征，是单绒毛膜双胎的独特并发症，其特征是双胎之一心脏缺如、残留或无功能，显著特征是结构正常的泵血胎通过一根胎盘表面动脉-动脉吻合支向寄生的无心胎供血，如不治疗，正常胎儿可发生心力衰竭而死亡。

（三）选择性胎儿生长受限

选择性胎儿生长受限（sIUGR）是单绒毛膜双胎较常见的并发症，亦为单绒毛膜双胎特有的严重并发症。国际妇产科超声学会在指南中提出的诊断为：双胎中任一儿的超声估测体重小于相应孕周第 10 百分位数，且两胎儿体重相差大于 25%。另外 20% 的 sIUGR 可能会进展为 TTTS，两者的鉴别要点为 TTTS 必须同时符合一个胎儿羊水过多且另一胎儿羊水过少的诊断标准。

（四）双胎贫血-多血序列征

双胎贫血-红细胞增多序列征（TAPS）是指单绒毛膜双胎之间血红蛋白浓度不均衡，通过对胎盘研究发现，发生 TAPS 症状的胎盘都含有少量细小的单向动脉-静脉吻合血管，而没有代偿性的动脉-动脉吻合血管，两胎儿之间可能存在慢性输血，血流量 5 ~ 15 mL/24 小时。

TAPS 产前诊断标准为受血儿大脑中的动脉 PSV < 1.0 中位数倍数（MOM），供血儿 PSV>1.5 MOM。

（五）双胎其一胎死宫内

导致单绒毛膜双胎中一胎宫内死亡最常见原因为：胎儿染色体异常、结构发育异常、TTTS、TAPS、严重的 sIUGR 以及单绒单羊双胎的脐带缠绕等。当双胎中一胎死亡时，20% ~ 38% 的存活儿会出现致死性改变，20% ~ 46% 的胎儿会出现严重的神经系统并发症。

(六)双胎中一胎畸形

单绒毛膜双胎发生胎儿结构异常的概率是单胎妊娠的 2～3 倍,如胎儿心脏畸形、肠道闭锁、肢体短缺等,发生机制可能与单绒毛膜双胎之间的异常血管连接有关。

(七)单绒毛膜单羊膜囊双胎

单绒毛膜单羊膜囊双胎为极高危的双胎妊娠,由于两胎儿共用一个羊膜腔,两胎儿之间无胎膜分隔,因此脐带缠绕和打结而发生的宫内意外可能性较大。

(八)联体双胎

联体双胎是单绒毛膜单羊膜囊双胎(MCMA)妊娠中的一种罕见类型,与胚胎发育异常有关,发生率低。

对于怀有上述类型双胎的妈妈们,要认真听从专业医生的指导和建议,做好围产保健,及时接受治疗,以期获得良好的妊娠结局。

四、双胎妊娠如何安排产检频次？

双胞胎妈妈应该如何安排孕期产检来降低怀孕的风险,顺利生下一对可爱又健康的双胞胎宝宝呢? 双胎较单胎需要进行更多次的产前检查和超声监测,需要有经验的医生对此种高危妊娠进行妊娠期管理。

(一)孕早期准确的孕龄和绒毛膜性的确认

孕 6～9 周可通过超声测量的孕囊数来判断绒毛膜的性质。

孕 10～14 周可根据超声测到的胎盘融合处有"λ 征"表明为双绒毛膜双胎,如为"T 征"则为单绒毛膜双胎。

(二)产前筛查及产前诊断

(1)孕早期超声筛查:孕 11～13 周+6 天行胎儿颈项透明层厚度(NT)测量,对一些胎儿结构严重异常,如无脑儿、脑脊膜膨出、颈部水囊瘤及胎儿心脏结构异常、联体双胎等可以早期产前诊断。

(2)孕中期胎儿结构超声筛查:孕 18～24 周行胎儿系统产前超声检查,孕 20～24 周行胎儿心脏超声筛查。

(3)非整倍体血清学筛查(唐氏筛查)。

(4)无创性产前检测技术(NIPT):关键在于明确绒毛膜性。单绒双胎中,两胎儿的遗传信息一致,NIPT 的准确率接近单胎;双绒双胎中两胎儿的遗传信息却不相同,其检测的准确率与每个胎儿在母体外周血中游离 DNA 的浓度有关;NIPT 在面对复杂性双胎等应用时,可能出现结果误差。

(5)双胎的介入性产前诊断:基本同单胎妊娠,推荐孕早期绒毛活检术及孕中晚期的羊膜腔穿刺术。

（三）孕期监护

（1）双绒毛膜双胎

双绒毛膜双胎在孕早期、孕中期每 3～4 周进行常规 B 超检查 1 次；产检间隔时间与单胎妊娠基本相同，视实际情况适当调整；孕 34 周后，每周产检 1 次，视情况调整；除常规的产前检查项目外，必要时加测胎儿脐动脉血流频谱。

（2）单绒毛膜双胎

单绒毛膜双胎建议自妊娠 16 周开始，至少每 2 周进行 1 次超声检查。由有经验的超声医生进行检查，评估内容包括双胎的生长发育、羊水分布和胎儿脐动脉血流等，并酌情检测胎儿大脑中动脉血流和静脉导管血流。由于单绒毛膜双胎的特殊性，建议在有经验的胎儿医学中心综合评估母体及胎儿的风险，结合患者的意愿、文化背景及经济条件制定个体化诊疗方案。

（3）单绒毛膜单羊膜囊双胎

产前检查需要充分告知孕妇存在发生不可预测的胎儿死亡风险。建议定期进行超声检查，评估胎儿的生长发育和多普勒血流，在适当的孕周也可以通过胎心电子监护发现胎儿窘迫的早期征象。对这一类型的双胎，建议在具备一定早产儿诊治能力的医疗中心分娩。

此外，双胎妊娠孕期应该注意监测宫颈长度，建议在孕 14～16 周开始对双胎孕妇的宫颈进行连续监测。

最后，由于双胎妊娠会增加妊娠合并症及并发症的发生率，因此，需根据具体情况增加产检次数，甚至需要多学科的诊治力量来帮助各位双胎妈妈们度过孕期的重重难关。

五、双胎妊娠如何进行产前筛查?

数据显示,双胎出生缺陷的发生率为 6.3%,远高于单胎。但随着我国计划生育政策的变化及辅助生殖技术的发展,双胎妊娠的发生率也在逐年升高。双胎的产前筛查就显得尤为重要。与单胎相比,双胎妊娠的产前筛查和产前诊断更为复杂,建议所有双胎妊娠孕妈妈都接受产前筛查。产前筛查方法如下。

(一)孕早期超声筛查(筛查时间孕 11~13 周+6 天)

检测染色体疾病相关的软指标:胎儿颈项透明层(NT)厚度、鼻骨及静脉导管等。孕早期能发现的结构异常主要包括:露脑畸形、无叶全前脑、脑膨出、Cantrell 五联症、脐膨出、体蒂异常、动脉反向灌注、连体双胎等。在一个高水平的产前诊断中心,可以在孕早期对双胎进行胎儿严重结构异常的筛查,如胎儿心脏、颅内结构、腹腔结构的筛查,以尽早发现异常。

(二)血清学筛查

无论孕早期还是孕中期的血清学筛查,都无法独立评估两个胎儿的风险,故目前国内外指南均不推荐单独采用孕早期或孕中期的血清学筛查双胎妊娠非整倍体异常,以免增加不必要的介入性产前诊断,给孕妇带来过度的焦虑。

(三)无创 DNA 检测(NIPT)

目前 NIPT 对双胎妊娠非整倍体的筛查价值越来越得到认可,操作简便,准确率高,只需抽取母体静脉血检查。根据最新的来自英国胎儿医学基金会的临床研究结果,其对双胎妊娠 21-三体综合征的检出率和假阳性率分别为 98.2% 和 0.05%,筛查效果与单胎妊娠相当(单胎妊娠中 NIPT 对

21-三体综合征的敏感度为99%,假阳性率低于0.02%）。部分产前诊断中心已将孕早期NT(或NT联合孕早期血清学筛查)结合NIPT筛查作为双胎妊娠非整倍体首选的筛查方案。

需要强调的是,当NIPT检测结果提示为高风险时,并不能依此诊断为异常胎儿,必须通过介入性产前诊断进行确诊,以明确可能异常胎儿的个数及在宫内的位置。

(四)双胎介入性产前诊断

双胎介入性产前诊断路径一般分为孕早期(11~14周)的绒毛取样术和16周后的羊膜腔穿刺。

产前诊断适应证有以下几种。

(1)35岁以上孕妇推荐产前诊断,32岁以上双胎孕妇建议进行产前诊断。

(2)产前筛查结果提示高风险的孕妇。

(3)有遗传疾病家族史或者曾经分娩过先天性严重缺陷新生儿者。

(4)产前影像学检查提示双胎或双胎之一胎儿结构异常的孕妇。

(5)夫妇一方为染色体异常携带者。

(6)多胎妊娠出现一胎消失的情况,推荐进行产前诊断而非产前筛查。

(7)孕早期时接触过可能导致胎儿先天缺陷物质者。

每一种介入性产前诊断方法,都需要术者有精湛的穿刺技术。不断提高穿刺技术水平、减少重复穿刺是降低并发症发生的关键,术后密切随访,定期产检,防止严重并发症的发生,提高新生儿生存率,改善母儿预后。

六、双胎妊娠如何防治早产

早产是双胎妊娠最主要的并发症,发生率是单胎的6倍。如何有效地预测与预防双胎妊娠的自发性早产,对于改善围产期母儿结局具有重要意义。

(一)早产的定义

早产是指妊娠满28周至不足37周间分娩者。此时娩出的新生儿称早产儿,体重1000~2499 g。

(二)早产的病因

目前早产的病因仍不明确,可能与感染、蜕膜出血、免疫异常、宫腔过度扩张、应激、宫颈机能不全、子宫异常、妊娠并发症或妊娠合并症等有关。依据我国最新统计表明,我国双胎早产约占双胎妊娠的58.71%。双胎妊娠早产的原因不明,与单胎早产机制不同,考虑可能由于子宫过度膨胀、宫颈机能不全、母儿合并症及并发症增加等因素有关。

(三)双胎妊娠早产的预测

经阴道宫颈管长度测量及经阴道测量胎儿纤维连接蛋白(FFN)可用于预测双胎妊娠早产的发生。推荐在18~24周行超声结构筛查时可同时经阴道测量宫颈管长度以预测早产的发生。宫颈管长度≤25 mm是预测早产的最理想指标。FFN阳性与无症状的双胎妊娠的早产发生并无相关性。与单胎妊娠相似,对于有早产症状的双胎妊娠,FFN的阴性预测(14天内不发生早产)价值较高。

(四)如何防治早产

(1)定期产检:定期产检是保证准妈妈和宝宝健康的基础,如果医生发现有早产风险,会适当增加你的产检次数,记得要咨询医生遇到紧急情况要如何做,谨遵医嘱进行观察和治疗。

(2)高危妊娠筛查:针对可能出现早产的病因,孕期要做好高危妊娠筛查,及时发现妊娠并发症。患有子宫结构异常及血压、免疫等异常的孕妇,尤其是高龄产妇,早产的概率比较高。因此,要提高优生意识,定期做好产检。一旦出现了异常症状,要及时到医院治疗。

(3)预防感染:30%~40%的早产与胎膜早破、绒毛膜羊膜炎有关,下生殖道感染与尿道感染也可能导致早产,所以准妈妈们要注意卫生、勤换衣物、避免感染。可以适当运动,从而提高抵抗力。

(4)合理补充营养:母亲贫血、低体重容易出现早产,所以孕期要合理补充蛋白质、合理补充钙铁锌等矿物质,保证身体所需的营养元素,有助于从营养方面预防早产。

(5)良好的生活方式:女性怀孕期间,要养成良好的生活方式,保证规律的生活作息。孕期要戒烟戒酒,远离烟酒、茶、咖啡,以免增加低体重儿、早产的风险。孕期好的生活习惯很重要,另外,出行也要特别注意,不要活动量过多,一定要避免磕碰到腹部。

(6)出现早产症状立即就医:孕妈妈出现异常症状,比如阴道出血、腹痛或者腹部紧缩感、阴道流液等,一定要及时去医院就诊。

七、双胎妊娠的分娩时机

双胎妊娠的分娩仍是产科最具挑战性的事件。目前,认为双胎妊娠的分娩时机与分娩方式应根据孕周、当地的医疗条件及母胎的具体情况(绒毛膜性,有无并发症或合并症、复杂双胎等,甚至患者经济情况)等综合考虑,制定适宜的个体化分娩方案。

(一)分娩时机的定义

分娩时机指的是子宫内环境明显不适应胎儿继续在其内生长发育时,就是分娩的时机,在临床中如何找到胎儿与宫内环境不适宜生长的临界点——最适宜的分娩时机,显得尤为重要。

(二)双胎妊娠的推荐分娩时机

目前,关于双胎妊娠的分娩时机仍不清楚,结合文献及中华医学会围产分会双胎妊娠指南,我们给孕妈妈们做如下推荐。

(1)对于无并发症及合并症的双绒毛膜双羊膜囊双胎,38周至38周+6天分娩较为合适;无并发症的单绒毛膜双羊膜囊双胎可在34周至37周+6天分娩;单绒毛膜单羊膜囊双胎适宜分娩孕周为32~34周。

(2)复杂性双胎(如双胎输血综合征、选择性胎儿生长受限、红细胞增多贫血序列征、单绒毛膜双胎减胎或宫内治疗后),需结合孕妇及胎儿的具体情况制定个体化的分娩方案,分娩时机为32~37周。在发育不均衡的未足月双胎中,分娩时间需依健康胎儿的生物参数与受累胎儿的具体情况而定,此外,双胎其一死胎中存活胎儿的病死率及患病率更高,因此单绒双胎早产的可能性更大。

(3)单绒单羊双胎:现有证据表明,鉴于脐带缠绕以致胎死宫内的风险,推荐单羊膜囊双胎妊娠的分娩孕周为32~34周。因为此孕周后胎死宫内的发生风险为1%~2%,而早产儿带来的风险小于继续妊娠的风险。另外单绒单羊双胎妊娠建议采用剖宫产分娩。

八、双胎妊娠能否经阴道分娩？

对于怀有双胞胎的妈妈们，剖宫产似乎已经成了大家默认的分娩方式，那双胎妊娠可以顺产吗？我们来看看双胎的分娩方式如何选择。

（一）哪些双胎类型建议剖宫产？

（1）单羊膜囊双胎应在妊娠32～34周剖宫产终止妊娠。因为单绒毛膜单羊膜囊易发生脐带缠绕，妊娠期及围产期都有可能因为脐带因素发生胎死宫内。

（2）双羊膜囊双胎中，第一胎为非头位的双胎终止妊娠时建议剖宫产，因为双胎的第一胎为非头位时，阴道分娩风险较高，如会发生脐带脱垂等情况，应选择剖宫产终止妊娠。

（二）哪些双胎类型能够经阴道分娩？

双羊膜囊双胎中，在32孕周及以后的孕周，若第一胎为头先露，无论第二胎是什么胎位，都可考虑阴道分娩。

（三）双胎妊娠经阴道分娩的准备工作

双胎妊娠孕妇经阴道分娩前应做好详细的准备工作。首先，与患者及家属充分沟通交流，使其了解分娩过程中可能发生的风险及处理方案，了解剖宫产术的近期及远期风险，充分考虑后共同决定分娩方式。

其次，与单胎孕妇相比，双胎分娩产程可能更长，产程中的监护更加复杂，建议双胎阴道分娩在二级或三级医院实施，并且由有丰富经验的产科专家及助产士共同观察产程。分娩时需有新生儿科医生在场处理新生儿。充分做好急诊剖宫产术及产后出血抢救的准备。另外，需做好新生儿抢救及复苏的准备工作。

参考文献

[1] 谢幸,孔北华,段涛. 妇产科学[M]. 9 版. 北京:人民卫生出版社,2018:82.

[2] 中华医学会妇产科学分会产科学组. 妊娠剧吐的诊断及临床处理专家共识(2015)[J]. 中华妇产科杂志,2015,50(11):801-804.

[3] 欧阳振波,尹倩,全松,等. 中、美、加、英妊娠期恶心呕吐及妊娠剧吐诊治指南的解读[J]. 现代妇产科进展,2017,26(11):875-877.

[4] 中国医药教育协会临床合理用药专业委员会,中国医疗保健国际交流促进会高血压分会,中国妇幼保健协会围产营养与代谢专业委员会,等. 中国临床合理补充叶酸多学科专家共识[J]. 中国医学前沿杂志(电子版),2020,12(11):19-37.

[5] 许培,余波澜,陈敦金. 围孕期补充叶酸对不良妊娠结局的影响[J]. 中国实用妇科与产科杂志,2017,33(11):1203-1205.

[6] 围受孕期增补叶酸预防神经管缺陷指南工作组,任爱国,张雪娟,等. 围受孕期增补叶酸预防神经管缺陷指南(2017)[J]. 中国生育健康杂志,2017,28(5):401-410.

[7] 陈甘讷,蒋敏,黄伟雯,等. 围孕期叶酸补充情况及其对妊娠结局影响[J]. 中华疾病控制杂志,2021,25(2):160-164.

[8] 中华医学会生殖医学分会第一届实验室学组. 人类体外受精-胚胎移植实验室操作专家共识(2016)[J]. 生殖医学杂志,2017,26(1):1-8.

[9] 张孝东,邓成艳,黄学锋,等. 中华医学会生殖医学分会:2019 年辅助生殖技术数据报告[J]. 生殖医学杂志,2022,31(8):1015-1021.

[10] 隽娟,杨慧霞. 美国糖尿病学会 2023 年"妊娠合并糖尿病诊治指南"解读[J]. 中华围产医学杂志,2023,26(4):265-269.

[11] AMERICAN DIABETES ASSOCIATION PROFESSIONAL PRACTICE

COMMITTEE. 15. management of diabetes in pregnancy：Standards of care in diabetes-2024［J］. Diabetes Care,2024,47（Suppl 1）：S282-S294.

［12］中华医学会妇产科学分会产科学组,中华医学会围产医学分会,中国妇幼保健协会妊娠合并糖尿病专业委员会.妊娠期高血糖诊治指南（2022）［第一部分］［J］.中华妇产科杂志,2022,57（1）：3-12.

［13］中华医学会围产医学分会.妊娠期铁缺乏和缺铁性贫血诊治指南［J］.中华围产医学杂志,2014（7）：451-454.

［14］中华医学会妇产科学分会产科学组.孕前和孕期保健指南（2018）［J］.中华围产医学杂志,2018,21（3）：145-152.

［15］中国营养学会健康管理分会,唐世琪,杨月欣,等.维生素D营养状况评价及改善专家共识［J］.中华健康管理学杂志,2023,9（4）：245-252.

［16］刘兴会,苏宜香,汪之顼,等.中国孕产妇钙剂补充专家共识（2021）［J］.实用妇产科杂志,2021,37（5）：345-347.

［17］中华医学会妇产科学分会妊娠期高血压疾病学组.妊娠期高血压疾病诊治指南（2020）［J］.中华妇产科杂志,2020,55（4）：227-238.

［18］中华医学会妇产科学分会产科学组,中华医学会围产医学分会.妊娠期肝内胆汁淤积症临床诊治和管理指南（2024版）［J］.中华妇产科杂志,2024,59（2）：97-107.

［19］陈功立,刘亚敏,漆洪波.妊娠合并急性阑尾炎的诊治——保守与手术？［J］.中国实用妇科与产科杂志,2023,39（4）：395-398.

［20］王晨虹,苟文丽,刘昌,等.妊娠合并急性胰腺炎诊治专家共识（2022）［J］.中国优生与遗传杂志,2022,30（3）：349-356.

［21］中华医学会妇产科学分会产科学组.前置胎盘的诊断与处理指南（2020）［J］.中华妇产科杂志,2020,55（1）：3-8.

［22］李樑,刘喆.足月胎膜早破的诊断与处理［J］.中华围产医学杂志,2023,26（10）：811-817.

［23］中华医学会围产医学分会,中华医学会妇产科学分会产科学组.预防围产期B族链球菌病（中国）专家共识［J］.中华围产医学杂志,2021,24（8）：561-566.